俞曲园章太炎论中医

钱超尘 —— 著

上海人民出版社

"章学研究论丛"学术顾问

（以姓氏笔画为序）

序　一

曩日，我受命编先祖父医学论文集，我完全不懂医，只是以史学研究方式，从先祖父的经历着手，像一个陌生人在研究另一个陌生人式，逐年逐月逐日研究他的经历，读一切可以阅读到的文献与资料，从中寻觅先祖父的医学经历与著作，以六年光阴，编就了《章太炎医学论文集》（简称《医论集》），收集有关文章134篇，列入《章太炎全集》的第八集，标点则是请沪上最有名的国医大师姜椿华及他弟子点校的，因为我不懂医，只是以史学方式编就了这本文集而已，所以与潘文奎医生合作写了篇前言，洋洋五万多字，我论先祖父医学经历，他论太炎先生医学特色，这件事似乎结束了。

数年后，我在书店见到一本新书——《章太炎先生论伤寒》，我大吃一惊，买回后细细一读，更惊骇不已，洋洋洒洒一大本先祖父论伤寒，原来是从拙编《医论集》中抉取出来的，编得有条有理，这真是行家所为。特别读了书后一篇论文——《〈章太炎先生论伤寒〉释要》，从先祖父学医经历，对《伤寒论》的研究、考证、见解、纠误……严严实实写了五万多字。我知道我碰到了真正的行家了，我虽编了这本书，但仅仅是以历史学手法编书而已，并不知道这本书的真正价值。而如今碰到真正行家了。

这位行家即是钱超尘教授——北京中医药大学教授，博士生导师。钱教授从事古代汉语、医古文、古医文献教学，终身致力于对张仲景《伤寒论》的研究，他主持的《宋本〈伤寒论〉校注》，获得了国家科技进步二等奖。他是北京师范大学陆宗达教授的硕士生，陆宗达教授是黄季刚先生入室弟子，黄季刚先生又是太炎先生入门弟子，师徒精研音韵文字学，即俗称的"小学"，在学术上形成了"章黄之学"。所以钱教授也算是"章黄弟子"，在音韵、文字、训诂方面独步千秋，功底厚实，造诣深厚。

先祖父治学，由小学着手，精研许氏《说文》，反复研读七十余过，卓然见文字之本，他治小学，不欲入形义着手，而是从音韵着手，"因声求义"，更加了解每个汉字原先的音韵，然后更加精准地掌握汉字的形、义的关系，所以他治经研史，自然比一般人收获更多，高出一筹，故被尊奉"国学大师"。他研修医学，不是以临床为主，而是以古代医学文献为主，自然也比一般人采获更多，尤其对《伤寒》《内经》的研究，超过了一般人的水准。而钱超尘教授作为"章黄弟子"，有扎实的小学功底，终生精研张仲景的《伤寒论》，所以一经读到太老师医论，马上能辨出优劣，他无比兴奋地编了《章太炎先生论伤寒》，写出了洋洋洒洒的《释要》，一切是如此地符合情理。我则兴奋地把他的《释要》编入了《章太炎生平与学术》下册。

先祖父自幼受家庭熏陶，生于长于"三代世医之家"，生性爱医，也研读过许多方典，不是时代召唤投入救国图存洪流，也许也会成为一名好医生,他治小学、经学、子学、哲学、佛学、史学、文学,都是为了政治斗争服务,而他生性所爱,实是医学。所以人们问他在诸多学术领域哪一门学问成就最高,他总毫不迟疑回答:"我医学第一。"一般不了解他的人无不惊骇,其实这才是一个真实的章太炎,只是人们对他医学成就不了解而已。

先祖父师从经学大师俞曲园先生七年,不仅学习治经释经,也继承了俞曲园先生的治医兴趣。一般人只知道俞曲园先生因家人被误医而愤而作《废医论》,成了大儒都反对传统中医铁证。而先祖父认为,"先师虽言废医,其讥近世医师专持寸口以求病因,不知三部九候,足以救时俗之违经,复岐雷之旧贯,斯起医,非废医也","名曰废医,乃使医术增进"也。钱超尘教授在此基础上,详考俞曲园先生医学思想与著述,恢复了这段历史的真实面目,为俞曲园先生辩诬正名,实在是很有贡献的事。同时,让俞曲园与章太炎师徒的传承有了更鲜活的例证。

钱超尘教授认为太炎先生的医学成就,主要表现在他对《伤寒论》与《黄帝内经》的研究,他采用文字训诂学的方法考证了这两部经典,在拙编《医论集》中,至少有35篇文章是他在论证这两部书贡献。他说,"中医之胜于西医者,大抵《伤寒》为独甚","他书或有兴废,《伤寒论》者,无时焉可废者也"。钱超尘教授以整书篇幅论述了先祖父在医学上成就,尤其在《内经》与《伤寒》上的杰出贡献,实是填补了"章学"研究的不足,一定会受到学界欢迎。

先祖父所处时代,风雨如晦,鸡鸣不已。新旧之争,中西之争,在医学界则是中西医斗争,空前激烈,迄今硝烟未消。而先祖父在这中间也成为了指标性人物。他是中国最早提倡中西融汇的人,提出"融合中西，更造新医"主张，对医界有很大影响。他对西医有深刻了解，西医代表人物余云岫也是他的入室弟子，但他不盲目崇拜西医。他说："中医在综合论诊，辩证求本，复方论治等方面，还是具备优势。"但他又指出中医曾受过四劫：一为阴阳家言，掺入五行之说；二为道教，掺入仙方丹药；三受佛教及积年神鬼迷信影响；四受理学家玄空推论，深文周纳，离疾病愈远，学说愈空，皆中医之劫难。他又说，"中医诚有缺陷，遽以为可废，则非也"，他始终站在保存国医立场上，要中医跟上时代，更造新医。事实证明，青蒿素治疟疾，砒霜治白血病，麝香保心丸治心肌缺氧……都是中国中医对世界的贡献。中西医是两种思维、两种体系、两种治疗方法，不是一经结合就会变成灵丹妙药，而要立足继承与创新。从这一点来讲，继承从俞曲园到章太炎的论医财富是绝对有必要的。

　　钱超尘教授是一代大儒了，以八十多岁高龄，积平生学养，为世贡献了这部新作，实在可佩。他命我为此著作序，让我实在惶恐。在师门中，我辈份虽比他高，资力实比他低，但实在又却之不恭，故慎为之序。

念驰于 2017 年 11 月 27 日

时七十五岁

序　二

　　近日拜读我校老教师、著名中医文献学家钱超尘先生大作《俞曲园章太炎论中医》,廓清误读,还原先贤,耳目一新,感慨良多。

　　首先,清末、民初俞曲园、章太炎二位国学大师那种对真理探本穷源、执着追求,批判反思,绝不盲从的精神,令我由衷钦佩。俞曲园先生深感当时"庸医杀人不用刀",作《废医论》,振聋发聩地以期唤醒中医对自身理论传承、临床疗效进行反思。章太炎先生点出了其本旨"非废医",志"在起医"。刺激那些各承家技、终始顺旧的庸医、俗医、药匠们要研读中医经典,体悟医道,以提高医技,真正发扬光大国医之妙道。

　　其次,余杭太炎先生,近代顶尖级的国学大师,其海纳百川的学术胸襟令我神往。太炎先生门下国学文化传承最典范者有黄侃,反思批判传统最深刻者有鲁迅,中医传承最坚定者有章次公,废医存药最坚决者有余云岫。我自从担任北京中医药大学校长以来,一直坚持"人心向学、传承创新"的办学理念,始终实践我的诺言:我既是"传统派"最坚定的拥护者,也是"现代派"最有力的支持者。正如我在回答张伯礼院士关于如何办好北京中医药大学的问题时所回答的："更加经典，更加现代。"太炎先生接纳弟子，有那样广阔博大的胸怀，我感到亲切，更加有信心为北京中医药大学立德树人、有决心为中医事业培养各层次、各学派优秀的中医接班人。

再次，俞樾、太炎两代国学巨匠，面对"三千年未有之大变局"，不约而同都从经学研究关注到中医。拜读《俞曲园章太炎论中医》，得知太炎先生出身中医世家，中医经典理论功底深厚，有一定临床实践，晚年任多所中医学校名誉校长，培养国医人才。他深感国学的出路在国医，国医切合民用；中医的出路在疗效，疗效是患者拥护的根本。中医在近百年来文化撞击、理论反思、制度改革中求生存，表明我们必须拿出"为往圣继绝学"的豪迈激情为中医事业呐喊。俞樾先生《废医论》正是做出了这种毫无隐晦的呐喊：中医失去临床疗效就意味着自我淘汰！太炎先生则明确指出，中医提高临床疗效的关键是：欲成大医，必读经典。2013 年，我拜望太炎先生中医门人章次公弟子南通朱良春老，朱老传授我："学好中医必备三条：读经典、跟明师、勤临证。"研读中医经典，必须根植国学，俞樾、太炎以经学功底攻治《内经》《伤寒》，留下太多值得继承、实践的好方法。

钱超尘老师秉承章太炎、黄侃、陆宗达先生嫡传，传承着这一中医经典研究方法。钱老躬耕北京中医药大学近五十载，兀兀穷年，著作等身，培育英才，桃李天下。耄耋之年，担任中华中医药学会医古文研究分会举办的"中医典籍与语言文化研究专家学术传承与人才培养计划"指导老师，口传面授带徒二十余人，今又有此承前启后、正本清源之作问世，作为校长，钦佩之至，特为序。

徐安龙

戊戌仲春二月吉日

序三 求真匡正 继学立新

——读钱超尘先生《俞曲园章太炎论中医》

在中华民族 5 000 年文明史上，到清乾隆、嘉庆年间，客观地产生了以训诂、考据为主要内容的乾嘉学派。到近代，以黄宗羲、顾炎武、章太炎为代表，乾嘉学派形成了系统的文字学、音韵学、训诂学，还有目录学、版本学和校刊学。在现代乾嘉学派中，章太炎的学生是黄侃，黄侃的学生是陆宗达，陆宗达的学生就是本书的作者钱超尘先生。钱先生是北京中医药大学教授，历经 60 多年学术生涯，是当代著名的中医文献学家，文字学、音韵学、训诂学专家。

这部《俞曲园章太炎论中医》，是钱老从学从教 60 多年，40 多部著作中的一部。我在北京中医药大学学习期间，钱老不弃蒙昧，多有言传身教；再读钱老著作，其蕴含的广博学识、严谨的治学精神、坦诚敏锐的心意表达，都反映着先生为人、为学、为师的点点滴滴，令我多受启迪，多受教育。"求真匡正，继学立新"，是我初读本书，从先生对俞曲园、章太炎二位前贤医论分析中得到的启示。

《黄帝内经》开篇"上古天真论",将人生"法于阴阳、和于术数""形与神俱、终其天年"的至高境界称为"天真";将"上古"之人"提携天地、把握阴阳""寿蔽天地、无有终时"称为"真人";至今,人们仍将反映客观规律、事实本质的至道至理称为"真理"。可见,"求真匡正",实为古今之正道,学术之要旨。

俞曲园先生,名俞樾,字荫甫。其为何人?有何事?其著《废医论》,言语如何?原因如何?目的如何?章太炎先生,名炳麟,字枚叔。为近代民主主义革命家。其还有诸多医论,内容如何?贡献如何?动机如何?钱老在书中的考证分析都有明确回答。

尤其是对俞曲园先生《废医论》的分析,钱老从先生的生活经历、学术经历,从《废医论》的内容,从先生的学生章太炎先生对《废医论》的"评议",从二位先生对郑小坡《医故》的不同评价等多方面引述考证,明确指出:"《废医论》的基本思想,不是毁弃、消灭中医,而是'救时俗之违经,复岐雷之旧贯','先师发愤作论,以三部九候之术哗饬医师'。哗饬者,高声告诫也。"钱老还写道:"俞氏写《废医论》,考其初衷,出于哀愤,意在推动三部九候法之继承与实行,非在消灭中医。"这就指明了俞曲园先生的《废医论》与后来"废止中医"的思潮之间真实的、本质的区别。同时,也澄清了学富五车、挚爱民族文化的俞曲园先生何以首提"废医",何以又尽心于"中医著作的刊刻与推广"。

如此求真匡正,还历史以清白,于学术、于历史、于前人都是重要的。

在本书中,钱老分别单列和介绍了俞曲园、章太炎先生在中医学中的其他贡献。所列俞曲园先生的有:撰著自我保健养生法《枕上三字诀》；研究《内经·素问》的四十八条校释《内经辨言》；破解中医古书通假字的"论文字假借"。钱老将俞曲园先生同时称为中医文献学家，并介绍了先生对中医文献学九个方面的贡献。其中有：精选医籍版本，提倡和呼吁多刻、翻刻，以造就名医；诠释中医典籍难解字词、考证成书年代；提倡养善祛恶的养心养生理论；接受新知，"有随时而进"的理念和思想；等等。钱老指出："现在国家发表了《中国的中医药》白皮书，颁布了《中医药法》，中医已步入光辉灿烂的春天，回首一百多年前著名国学大师俞曲园先生在中医文献领域所做的工作，仍然具有现实意义。"

全书对章太炎先生论中医的考据、介绍，约占四分之三。章太炎先生作为清末民初民主革命家、思想家、著名学者，研究范围涉及小学、历史、哲学、政治等等，著述甚丰。在太炎先生的著作中，医论的比例并不大。但曾有人问："先生的学问是经学第一，还是史学第一？"太炎先生答道："实不相瞒，我是医学第一。"可见，在太炎先生心目和学术思想中，对医学情有独钟；与经学、史学相比，"医学第一"。这种认识，与习近平总书记说的"中医药学是中国古代科学的瑰宝，也是打开中华文明宝库的钥匙"，是遥相呼应的。

钱老书中对太炎先生医论的介绍，主要是"章太炎论《黄帝内经》""《章太炎医学遗著特刊》的文献价值""《制言》以国学为主时有中医论述""章太炎先生的医经训诂""章太炎先生论《伤寒论》""章太炎先生论王叔和及《脉经》"和"章太炎先生论《金匮玉函经》版本"等章节。其中还涉及《难经》《小品方》《千金要方》《千金翼方》等经典。同时，通过对章太炎学生、弟子的介绍和对弟子重点文章分析，多侧面阐述了太炎先生的医学贡献。值得注意的是，钱老特别介绍了太炎先生的临床实践。如引用的陆宗达先生说："太炎先生给人看病，是把今人当做汉（代）人治。"这表达出了两个含义：一是章太炎的医学研究十分重视源自汉代的方书之祖《伤寒论》；二是章太炎亲力亲为，有成熟的临床积累。就此，钱老还列举了太炎先生为革命家邹容、为家人、为自己、为亲友及为其他患者诊病开方的例子；列举了太炎先生涉猎方书30余部，撰写疾病诊断治疗的论文28篇，抄写的药方近800余首。以上丰富内容，鲜明的突出了太炎先生医论的特点。

例如，注重经典考证和研究。中医药经典是中医药学数千年传承不断的基础。《黄帝内经》和《伤寒论》是中医药学的奠基之作、方书之祖。太炎先生的研究，系统而缜密。对《内经》的成书时间和作者得出了自己的结论："非一人、一时、一地、一家之言，当为以《内经》学派为主参合战国至秦汉时代别家观点的医学文集。"书中所列太炎先生的"《内经》散论十四说"和"专论"，无一不是真见灼灼。对《内经》驳议七条，有根有据，实为学术研究"求真"之道。钱老特别指出：这些驳议都是关乎《内经》的大问题，指出《内经》存在的不足，不是否定、反对《内经》，而是爱护、维护《内经》，是对《内经》的大爱。与余云岫对待《内经》"是截然不同的两种心理、两种态度、两种结论"。

钱老就太炎先生对《伤寒论》的研究做了系统梳理、介绍。从先生"家门"说起，在医籍中"独信伤寒"和多方面的"精详考证"，涉猎了《伤寒论》研究中，作者、版本和与后学后典的关系等等。尤其详细介绍了先生在医籍考证中的"训诂"成果和方法。这些都为今人后人传承、学习提供了生动教材。

例如，注重博学相通和包容。钱老在书中，结合医论介绍了章太炎先生的学问和生平。引用《苏州国医杂志》说，"余杭章太炎，国学泰斗,文章巨宗,常以其绪余治医,博闻强记,识见卓绝";西方"所谓学问家,穷毕生之力,仅乃立一义,创一术,其人已足千古。章先生经师硕学……其论医之文,虽先生自视若有可汰,然其发前古之奥义,开后学之坦途,数十篇中,岂特一义一术而已?"尽管如此,先生还受聘担任了苏州国医学校名誉校长,为学校制订并用篆体书写了校训——"诚敬勤朴";又经常接待师生来访,"每发一论,足令越人却步,仲景变色"。彰显出太炎先生一介国学大师,学问,惟精惟一;情怀,利国利民;"足见天地万物,浑然一体,非其真积久力,曷克臻此"。

钱老书中考证,章太炎先生不仅国学兼通百家,对西方学说也有较详细的关注。先生在分析西方细菌学说的基础上,与中医学比较,将《素问·生气通天》的论述与《说文》《礼记》《春秋》《庄子》中的相关内容结合,得出结论:"中土固有因菌致病之说。"但是,太炎先生对西学、西医并不排斥,只是从"夏人游学"和"辽东鼠疫"看到,"对比中西医治验,谓中医疗效高于远西医学"。这种实事求是的态度自然是科学的。

例如,深怀家国情怀,注重实践应用。太炎先生生逢衰世,救亡图存、富民强国是当时有识之士的共同心愿和志向。钱老在书中数次写道:"作为革命家的太炎先生认为,中医是国学的一部分,凝聚着中华民族优秀文化和健身强国的深刻内涵,所以他对中医书籍遍读之……对这些典籍具有深刻理解与评述"。即使在先生反对复辟、被袁世凯幽拘北京期间,仍矢志不改,大骂袁世凯包藏祸心;同时,也未停止对"五运六气"的研究。书中,钱老还引述鲁迅先生对太炎先生的纪念:"以大勋章做扇坠,临总统之门,大骂袁世凯的包藏祸心者,并世无第二人;七被追捕,三入牢狱,而革命之志终不屈不挠者,并世亦无第二人,这才是先哲的精神,后生的楷范。"钱老书中贯穿着太炎先生"用国粹激动种性,增进爱国热情""培养挽救民族危亡的国士"的精神,通过引述还对先生革命经历、不屈精神作了系统、生动的介绍。太炎先生的医论和实践,可谓是体现中医"治国、治人、治病"综合功能的典范。

钱老在书中,还有 1941 年抗战时期,钱存训、王重民二位国学家冒着生命危险从北京转运三万册国学经典的记载;有对药王孙思邈生卒时间的新证等重要内容。这些都为近代以来中医学术研究增添了新的成果。

正如钱老在本书结尾的咏叹:"太炎余杭,博学无疆,滚滚疑团,拨雾呈光,伤寒淹贯,执要说详,有条不紊,纲举目张,传承清澈,其功煌煌。"今天,国家、人民、国学、中医,"天地清净,光明者也",国运之兴、中医之兴,迎来了天时地利人和的大好时机。俞曲园、章太炎和诸多前辈当得以告慰、得以欣喜。

北京中医药大学访问学者　敬天林

2017 年 12 月 15 日

目　录

前　言

　　俞曲园章太炎师生二人是中国近代史上著名文化巨人和国学大师。俞曲园是著名经学家，他的著作结集为《春在堂全书》，内有多篇研究中医的名篇；太炎先生是名副其实的著名国学大师和功勋显赫的著名革命家，他的著作结集为《章太炎全集》（上海人民出版社出版），其中有大量研究中医理论、中医临床、方药剂量、中医文献、中西医对比以及中医人物与书籍的考证论文。太炎先生研究中医的范围与深度较其师曲园先生恢宏精深。太炎先生弟子恽铁樵（1878—1935）在《章太炎先生霍乱论编后》中说："太炎先生为当代国学大师，稍知治学者，无不仰之如泰山北斗。医学乃其余绪，而深造如此，洵奇人也。"弟子许寿裳在《纪念章太炎先生》一文中引太炎先生自述说："庄生之玄，荀卿之名，刘歆之史，仲长统之政，诸葛亮之治，陆逊之谏，管宁之节，张机范汪之医，终身以为师资。"张机即张仲景，范汪，晋代著名医家，又称范东阳。1914年太炎因反对袁世凯复辟帝制，被袁世凯囚禁在北京东城区钱粮胡同，同年四月初九日太炎先生致夫人汤国梨信说:"平生所好,又在医学,君亦尝涉猎及此,愿同注意。家中颇有医书二三十部,皆宋明精本,数年搜求,远及日本,而后得之,望为我保持也。昔人云:不为良相,当为良医。吾视陆宣公固亦无任,而功业略可相比,困穷亦与之同。勉思及此,乃吾浙江前辈,心焉慕之矣!"太炎先生研究《内经》《伤寒论》用力最勤,尤以研究《伤寒论》最为全面深入,称"中医之胜于西医者,大抵《伤寒》为独甚","他书或有兴废,《伤寒论》者,无时焉可废者也"。

　　《俞曲园章太炎论中医》主要研究俞曲园的医学事迹和章太炎先生研究《黄帝内经》《伤寒论》两书的学术成就与贡献。观曲园《废医论》标题,好像他要消灭中医。太炎先生了解曲园先生对中医的真实态度,认为《废医论》的主旨是"起医,非废医","名曰废医,乃以医术增进",他在《医术平议》说:"先师俞君侨居苏州,苏州医好以瓜果入药,未有能起病者。累遭母、妻、长子之丧,发愤作《废医论》,不怪吴医之失,而迁怒于扁鹊、子仪,亦已过矣! 先师虽言废医,其讥近世医师专持寸口以求病因,不知三部九候,足以救时俗之违经,复岐雷之旧贯,斯起医,非废医也","名曰废医,乃使医术增进"。太炎先生这番话是在他与曲园因政见不合而断绝师生关系并发表《谢本师》之后说的,太炎先生不记个人恩怨,说明俞曲园写《废医论》的客观背景和他的原始愿望。太炎先生的高风亮节与博大崇高的襟怀令人肃然起敬。今天回顾这段历史,对医史研究和推进中医诊脉水平的提高,仍然具有启发意义。

　　《黄帝内经》成书时代一直是中医学家关注和考证的重要课题。太炎先生认为《黄帝内经》成于周末,也就是成于战国后期,他采用文字学训诂学的方法考证之,笔者根据顾炎武、段玉裁古音学理论证成太炎先生的学术论断,并指出《内经》亦有汉人润色之笔,确认太炎先生之说可信可从。

太炎先生最高的医学成就是关于《伤寒论》诸多方面的考证与论说。这些论文基本收载在《章太炎全集》第八集《医论集》,上世纪三十年代《制言》杂志亦刊载不少有关医学的论文。他在《伤寒论辑义按序》一文中要求读《伤寒》者"观其纲领病状,包五种伤寒,正治、权变、救逆之术,靡有不备,违之分秒,则失以千里,故曰'寻余所集,则思过半矣',宜奉其文以为金科玉条,举而措之,无不应者",又说,"大义既了,次当谙诵《论》文,反复不厌,久之,旁皇周浃,渐于胸次,每遇一病,不烦穷思,而用之自合。治效苟著,虽樵采于山泽,卖药于市间,其道自尊。然则渔父可以傲上圣,漉盐之氓可以抗大儒矣,岂在中西辩论之间哉?"这些教诲,至今仍然富有青春生命力。

太炎先生治经治医,贵指引方向,开通道路,不斤斤于句下。他在《与恽铁樵书》中说:"从来提倡学术者,但指示方向,使人不迷,开通道路,使人得入而已。"上世纪三十年代,我的老师陆宗达先生遵黄侃教命赴苏州向章太炎先生请益,受益多多,陆先生多次回忆拜见太炎先生的情景。1936年6月太炎先生逝世,陆先生写有一副挽联,刊于《制言》杂志第二十六期:

> 博学于文,行己有耻,亭林标其义,先生植其躬,三百年薪尽火传,两汉微言,今兹永诀;
>
> 籀述古韵,独崇许书,余杭钩其玄,吾师昶其旨,半载山颓木坏,九原不作,小子安归!

陆宗达先生继承传授了章太炎、黄侃《说文》之学。太炎先生不仅在经学、小学、诸子、医学等方面建树丰硕,而且在教育方面同样有伟大的历史功绩。

现在中医药事业正面临着大发展大繁荣的伟大局面,回首俞曲园、章太炎对中医的论述和他们所做出的成就,仍然具有积极意义。

北京中医药大学　钱超尘　八十一叟

2017 年 5 月 15 日

第一章　俞曲园《废医论》的实质及其他

俞樾(1821—1907),讳樾,字荫甫,晚号曲园居士,浙江湖州德清县人。祖讳廷镖,乾隆甲寅(1794)恩科钦赐副贡生;父讳鸿渐,字仪伯,嘉庆丙子(1816)科举人。曲园生于书香门第,影响一生志趣。曲园为道光丁酉(1837)科副贡生,甲辰(1844)恩科举人,庚戌年(1850)举行礼部殿试,赐进士出身,改庶吉士。保和殿复试考题为"淡烟疏雨落花天",答卷首句为"花落春仍在",为曾国藩激赏,谓"咏落花无衰飒意,与小宋落花诗相类",言于同阅卷诸公,置第一,此为曲园先生受知于曾国藩之始,一生以座师敬之。后以"春在堂"名其全书,寓曾文正公知遇之恩,非颂清廷治国如春和景明也。咸丰二年壬子(1852年)授编修,五年乙卯(1855年)八月简放河南学政,有诗纪行云:"碧油幢引向中州,次日车前拥八骓。"自注云:"余乙卯岁视学中州,内人偕往,自京师启行入豫境,则碧幢红旆,照耀长途,书生得此,亦云乐矣!"①咸丰七年

①　《春在堂全书》第三册,凤凰出版社 2010 年版,723 页。

丁巳(1857)时年三十七,以御史曹登庸(1821—?,字芗溪,河南光山人)弹劾试题割裂,罢职。《春在堂全书》末附《俞曲园先生年谱》,云:"秋,先生因御史曹登庸劾诗题割裂,免官归京。"侨居苏州,自此无意仕进,专心讲学著述。主讲苏州紫阳书院、上海求志书院、德清清溪书院、归安龙湖书院,而主讲杭州诂经精舍时间最长,达三十一年之久。曲园师从陈奂(1786—1863,长州人,字硕甫,奂少师段玉裁)。《清史稿·俞樾传》:"尝受学长州陈奂。罢官侨吴。"治学著述一依王念孙、王引之成法。徐珂《清稗类钞》第八册《经术类》之《经学有南北二派》云:"高邮派有王念孙,所著曰《读书杂志》《广雅疏证》,引之为念孙子,所著曰《经义述闻》《经传释词》。高邮自创一派,专以形声、训诂校勘古书,于是千古沉晦不可解之文辞,循其例,无不涣然冰释。樾踵其后,为《群经平议》,为《诸子平议》,为《古书疑义举例》,而后四部书之讹文脱简,重门洞开。可谓周孔之扫夫,刘班之嫡子。曾文正《圣哲画像记》,推为集小学之大成,盖犹等夷之见矣。"樾授徒讲课一遵阮元(1764—1849)、王昶(1725—1806)及孙星衍(1753—1818)教学成法,承闻训导,蔚为通才者甚多。俞曲园著书繁富,以《群经平议》《诸子平议》《读书疑义举例》三书为代表作,大有功于经籍。《清史稿·儒林传》卷四八二云:

> 樾归后,侨居苏州,主讲苏州紫阳、上海求志各书院,而主杭州诂经精舍三十馀年最久。课士一依阮元成法,游其门者若戴望、黄以周、朱一新、施补华、王诒寿、冯一梅、吴庆坻、吴承志、袁昶等,咸有声于时。东南遭赭寇之乱,典籍荡然。樾总办浙江书局,建议江浙扬鄂四书局分刻二十四史。又于浙局精刻子书二十二种,海内称为善本。生平专意著述,先后著书,卷帙繁富,

而《群经平议》《诸子平议》《古书疑义举例》三书，尤能确守家法，有功经籍。其治经以高邮王念孙、引之父子为宗。谓治经之道，大要在正句读、审字义、通古文假借，三者之中，通假借为尤要。王氏父子所著《经义述闻》用汉儒读谓（为）、读曰之例者居半，发明故训，是正文字，至为精审，因著《群经平议》，以附《述闻》之后；其《诸子平议》则仿王氏《读书杂志》而作，校误文，明古义，所得视《群经》为多。又取九经诸子，举例八十有八，每一条各举数事以见例，使读者习知其例，有所据依，为读古书之一助①。

俞氏以著述为终身大业，著作极富，治经之馀，兼治诸子，云："治经之道，其道有三：曰正句读，审字义，通古文假借。治诸子亦然。治子难于治经。经自汉以来，经师递相传授，无大错误；子则历代虽亦著录，然视之不甚重，雠校不精，讹阙尤甚。凡诸子书之拮据为病者，皆由阙文讹字使然。"②诸子之中，尤重医书，称"仲景叔和，圣儒辈出，咸有论著，各自成家，史家著录，富埒儒书矣"③。医书之中，最重《内经》。

俞樾是清末儒学大师，也是颇有建树的中医文献学家，中医文献代表作是《内经辨言》。这里着重讲述四事：第一，《废医论》；第二，《枕上三字诀》；第三，《内经辨言》；第四，接受新知。下分说之。

---

　　①　《清史稿·儒林传》卷四八二，上海书店、上海古籍出版社 1986 年版，第 1521 页。

　　②　《春在堂全书》之《春在堂杂文五编七》，第四册，447 页。

　　③　《春在堂全书》之《春在堂杂文五编六》，第四册，438 页。

一、章太炎先生指出:《废医论》主旨是"起医, 非废医","名曰《废医》,乃使医术增进"

(一)《废医论》的成文背景

光绪四年戊寅(1878)八月,俞母病故,五年己卯(1879)四月,夫人姚氏病故。不到一年,两位亲人相继离去,医药无效,哀痛异常。1879 年 8 月,俞樾在悲痛中写《百哀诗》一百首,表达对母亲妻子思念深情,对医药无效深感无奈。《百哀诗》小序云:

> 己卯四月,内子姚夫人一病不起,停辛积苦,触感纷来,几于郁结成疾,自念非诗不足以达之。而时距太夫人之丧未逾年,且内子骨肉未寒,亦未忍握管也。是岁(按,己卯,1879)八月,太夫人小祥礼成,内子之殁,亦已百日,乃取胸中所欲言者,为七言绝句一百首。元微之云:"贫贱夫妻百事哀"。因以"百哀"名篇①。

一周年之际,作《右仙台馆笔记》,序云,夫人 1879 年冬月葬于钱塘之右台山,曲园于墓左建生圹,买空地一区,筑屋三间,杂莳花木,竹篱环之,谢绝冠盖,时居其间。曰:"余自己卯夏姚夫人卒,精神意兴,日就阑衰,著述之事,殆将辍笔矣。其年冬,葬夫人于钱塘之右台山,余亦自营生圹于其左⋯⋯余吴下有曲园,即有《曲园杂纂》五十卷;湖上有俞楼,即有《俞楼杂纂》五十卷;右台仙馆,安得无书? 而精力衰颓,不能复有撰述,乃以所著笔记归之。笔记者,杂记平时所见所闻,盖搜神述异之类。"此序写于岁届六十之年,身体尚健,而称衰颓,心情烦恶故也。于《右台仙馆笔记》写有一文,述《废医论》写作理

---

① 《春在堂全书》之《俞楼杂纂》第四十一,第三册,722 页。

由:扁鹊脉法失传,《素问·三部九候论》不足信,时医不足恃,乃作《废医论》。俞曲园深知,写此文必遭讥议,但他写此文下定决心,"虽害俗听,不顾也!"此文及其《废医论》是研究俞樾医学思想重要资料。下面是这则短文的全文:

　　"有病不治,恒得中医",贾公彦引此入《周礼疏》,非惟古谚,直是经义矣。潘玉泉方伯尝为余言,有病者延医治之,医言宜用麻黄少许发汗。持方至药肆,而肆中适缺麻黄,以伪品予之,服之无效。次日医至,诧曰:岂用麻黄太少,不足以发之乎? 乃倍其数。而肆中已购得真麻黄,如方服之,大汗不止而死。然此药之误也。又有兄弟二人,庚申辛酉间(1860—1861),避乱于沪渎,同时而病,医者各授以方,且戒曰:病异药异,切勿误投。而其家止一爨婢,煎药竟误投焉。次日皆愈。设使不误,不将俱死欤? 医之不足恃如此!

　　余谓医所凭者脉也,而脉之失传久矣。《史记·扁鹊传》言,扁鹊饮长桑君所予药,识见垣一方人,以此视病,尽见五脏症结,特以诊脉为名耳。又曰:至今天下言脉者,由扁鹊也。夫扁鹊特以诊脉为名,则其精于医,非精于脉也。而至今言脉者宗之,则是扁鹊特以为名而后人乃真以治病,此即知其不足恃矣!

　　《素问》有《三部九候论》。所谓"三部"者,岂今所谓三部乎?所谓"九候"者,岂今所谓九候乎? 脉法既已失传,医道亦可不讲。而悬壶之客,遍满通衢,衒推之名,被之屠酤,又以其书传自黄帝,其职列于周官,从古相承,莫之敢废。父母之于子女,子孙之于祖父,苟医药之不具,即慈孝之有亏,而人之不获终其天命者多矣。医师、卜师,并列周官,卜亦圣人之所重,而唐李华有废龟之论,小可废医,亦何不可?废之有余,会有《废医论》刻入《俞楼杂纂》,虽害俗听,不顾也①。

俞樾与夫人姚氏伉俪深情,诗注多有回忆。这些小注亦是了解俞樾生活细节可贵材料。下摘几首以观俞樾之哀痛与医药之无效。

诗一:小住西湖一月馀,精神反觉胜家居。如何才返吴门棹,便与湖楼迥不如。俞樾注:"内人于二月二十五日到湖楼,至三月二十四日适满一月,此一月中,精神兴会殊胜。二十四日后,眠食稍减,然起居如故也。乃闰月三月十五日还苏寓,次日即卧病,从此不起矣。"②

诗二:听尽残更总不眠,拥衾重与坐灯前。自言吾病今休矣,珍重君家是暮年。俞樾注:"内人素有气喘之病,至是大发,犹以为老病无妨也。然内人自知不起,每夜分不寐,拥衾而坐。余往视之,辄曰:吾不起矣,君亦暮年,善自珍重!"③

诗三:杂进参苓总不灵,更无妙药可延龄。痴心欲乞观音力,日写高王一卷经。俞樾注:"时医药杂进,讫无所效,余痴心欲仗佛力护持,日写《高王观世音经》一卷,亦归无济。"④

诗四:语言从此日模糊,病到垂危不可扶。数日前头留片语,愿将遗蜕葬西湖。俞樾注:"病势日益甚,面目浮肿,气息促数,其知不可为矣,至此亦不甚有言,惟临终前三日,顾余坐床头,有愿葬西湖之语。"⑤

诗五:病状原知日日添,如无如有脉难参。可怜医去君犹问,

①　《春在堂全书》之《俞楼杂纂》第四十一,第三册,728页。
②③④⑤　《春在堂全书》之《俞楼杂纂》第四十一,第四册,728页。

能否重过六月三。俞樾注:"临危之日,诸医并进。一医诊毕而去,内人犹问余曰:吾能过六月初三否?是日乃内人生日也。"①

姚氏1879年三月下旬从杭返苏,感受风寒,本非不治之疾,以医不知病因,药不应病,一月后病故。俞樾悲愤交集,愤而作《废医论》。

太炎1910年作《医术平议》,回忆苏州医生治病常情云:"先师俞君,侨居苏州,苏州医好以瓜果入药,未有能起病者。累遭母、妻、长子之丧,发愤作《废医论》。不怪吴医之失,而迁怒于扁鹊、子仪,亦已过矣。以实校之,先师虽言废医,其讥近世医师专持寸口以求病因,不知三部九候,足以救时俗之违经,复岐雷之旧贯,斯起医,非废医也。"同篇又说:"先师发愤作《废医论》,以三部九候之术哗訽医师,于《周礼》可以匡《郑注》,于方技可以得病情,名曰废医,乃使医术增进。"②

太炎先生《医术平议》之《评脉篇》从理论上对其师的偏执观点有所评按。

(二) 章太炎评《废医论》的偏执观点

《废医论》收于《春在堂全书》之《俞楼杂纂》第四十五,文分七段。第一《本义篇》,第二《原医篇》,第三《医巫篇》,第四《脉虚篇》,第五《药虚篇》,第六《证古篇》,第七《去疾篇》,凡四千八百字。错误观点主要集中在《脉虚篇》。

《脉虚篇》779字。俞氏认为诊脉正法为三部九候法,独诊寸口是错误之法,称"古法变坏,盖始于扁鹊",扁鹊"厌古法之烦重而专取之

---

① 《春在堂全书》之《俞楼杂纂》第四十一,第四册,728页。
② 《章太炎全集》第八集《医术平议》,上海人民出版社1994年版,19页,23页。

于手,此在古法,则中三部也。扁鹊以中部包上下两部,今医家寸关尺三部所由始也"。"扁鹊之功在一时,罪在万世。"章太炎《医术平议》对《脉虚篇》予以批评,所驳深得脉法要领,认为三部九候诊脉法未曾失传,与寸口诊脉之法不能偏废。太炎先生贯通古今医集,左右采获,联系考证,令人惊怖。要点如下:

(1)《素问》及其他医籍既有三部九候诊脉法亦有寸口诊脉法,俞说拾此弃彼,非也。太炎《医术平议・平脉篇》云:"质以王叔和《脉经》所引《扁鹊脉法》,曰:'脉洪大者,两乳房胡脉复数,加有寒热,此伤寒病也。'乳房之诊,即宗气应衣;胡脉之诊,即结喉人迎。此则扁鹊亦不专主寸口。虽然,主寸口者,亦不自《八十一难》始。"又云:"《素问・经脉别论》曰:'气口成寸,以决死生。'《五脏别论》曰:'气口何以独为五脏主? 曰:胃者,水谷之海,六腑之大源也。五味入口,存于胃,以养五脏气,气口亦太阴也。是以五脏六腑之气味皆出于胃,变见于气口。'"太炎着重指出,"《素问》切脉,故有二途:约则专于气口,广则三部九候,非后世变乱而然也。夫身体动脉,率不过十余处,而疾病之变万端,专候寸口,则简阅之道不尽。所候既多,参而伍之,情伪可以无失。故三部九候者,治之正也。要之,持脉之则,以三部九候为正"①。是三部九候诊脉法载于《脉经・扁鹊脉法》,亦载于《素问》有关篇章,是三部九候法未失也。

(2)俞樾《废医论・脉虚篇》核心观点是医家凭脉知病,脉以三部九候诊法为正确大法,而三部九候诊法久已失传,故医可废也。俞樾云:

---

① 《章太炎全集》第八集《医术平议》,上海人民出版社1994年版,22页,23页。

　　夫医之可废，何也？曰：医无所以治病也。医之治病，其要在脉。考之《周官·疾医》之职曰，"参之以九藏之动"，此即所谓脉也。乃九藏之动，迄无正解。郑康成谓正脏五，又有胃、膀胱、大肠、小肠，是以肺、心、肝、脾、肾之外，取六腑之四而为九也。吾不知何以舍胆与三焦而不数也。韦昭之说郑语九纪也，以正藏及胃、膀胱、肠、胆为九，盖合大小肠而一之，故胆得列于九者之中，而三焦则仍不数也。夫人有五脏六腑，岂可以意为去取乎？然则医师所谓"参之以九藏之动者"，汉以后固不得其说矣！尚可与言脉乎？以《素问·三部九候论》考之，则知古人诊脉实有九处，分上中下三部。上部天：两额之动脉；上部地：两颊之动脉；上部人：耳前之动脉。天以候头角之气，地以候口齿之气，人以候耳目之气。此上部之三候也。中部天：手太阴也；中部地：手阳明也；中部人：手少阴也。天以候肺，地以候胸中之气，人以候心。此中部之三候也。下部天：足厥阴也；下部地：足少阴也；下部人：足太阴也。天以候肝，地以候肾，人以候脾胃之气。此下部之三候也。依此言之，则所谓参以九藏之动者，庶可得其梗概。然其文亦不能无误。夫下三部既为足厥阴、足少阴、足太阴，则中三部自当为手太阴、手厥阴、手少阴。何以中部地为手阳明乎？至于三部之所在，亦莫能质言。王冰解下部天，则有男女之分，解下部人又有候脾、候胃之别。下之三部，化为五部，恐非古法也。古法之变坏，盖始于扁鹊。太史公曰："至今天下言脉者，由扁鹊也。"其上文言扁鹊饮长桑君药视见垣一方人，以此视病，尽见五脏症结特以诊脉为名耳。盖扁鹊治病，初不以脉，故厌古法之烦重，而专取之于手，此在古法则中三部也。扁鹊以中部包上下两部,今医家寸关尺三部所由始也。扁鹊本以此为名,而后人乃奉为定法,不亦癫乎? 郑康成颇知此意,故其注《医师》"以五气、五声、五色,视其死生",则云"审用此者,莫若扁鹊、仓公",而于"两之以九窍之变、参之以九藏之动",则曰"能专是者,其为秦和乎?"是郑君之意,固谓扁鹊不知脉也。而言脉者率由扁鹊,则扁鹊之功在一时,罪在万世矣! 呜呼,世之医者,莫不曰"吾知所以治病也",问其所以治病者,曰"脉也"。然而今之三部,岂古之所谓三部乎? 今之九候,岂古之所谓九候乎? 吾不知其所以治病者何也。昔王冲作《论衡》,有《龙虚》《雷虚》诸篇,曲园先生本此而作《脉虚》之篇。《脉虚》之篇成,而《废医》决①!

《素问·三部九候论》全元起本名《决死生》,言三部九候诊脉法至关重要。王冰云:"所谓三部者,谓身之上中下三部,非谓寸关尺也。三部之内,精隧由之,故察候存亡,悉因于是。"鉴于三部九候之重要性,章太炎先生写了一段较详文字对其师之偏激认识予以批评:

> 按《三部九候论》曰:三而三之,合则为九,九分为九野,九野为九藏。故神藏五,形藏四,合为九藏。以此说《周礼》九藏,精密不可刊矣! 先师又谓下三部既为足厥阴、足少阴、足太阴,则中三部自当为手太阴、手厥阴、手少阴。何以中部地为手阳明乎? 此则非是。彼《经》(按,指《素问·三部九候论》)明言神藏五、形藏四。神藏即五脏。形藏四者,头角一、耳目二、口齿三、胸中四,皆不涉六腑。手厥阴即心包络,与心同诊,不烦于心外别取,故无候法。若改手阳明为手厥阴,则为神藏六矣;不然则

---

① 《春在堂全书》之《俞楼杂纂》第四十五,第四册,752页。

为神藏五、形藏三、肺一矣。又九候所在，王冰注已明言之，多举腧穴为言。以《甲乙经》《千金方》校之，自可取足跗之上衡阳之分，穴中动脉，乃应手也，此即所谓跗阳，不在三部九候之列。王冰本别举说之，非谓下部人有脾胃二候。其解下部天曰：女子取太冲在足大趾本节后二寸陷中。盖以男子取于五里，地在阴股，近于私处，诊女子者不可去衣取之，故改诊于太冲。既同是足厥阴动脉，故可以相摄代。先师谓化三部为五部，恐非古法，亦失之①。

（3）太炎先生谓俞氏摒弃寸口脉诊之法，既悖《内经》之论，又悖诊脉常理。中医将寸关尺三部依浮中沉诊之亦称三部九候。太炎先生《医术平议·平脉篇》曰：

> 《灵枢·脉度》曰："经脉者，常不可见，以气口知之。"脉之见者，皆络脉也。夫于三部九候之中，独取寸口者，以其独为经脉，与他络脉有殊。且百脉皆朝于肺，故手太阴之诊，独为近真。自非众脏相失及疑病难知者，专候寸口，亦可以得之矣。尝试论之，《素问》既列二法，而近世独诊寸口者，斯亦有故。以卒病暴至，死不旋踵，专候寸口，犹惧不及疏方，若遍诊九候者，汤药未成，其人既绝矣②。

（4）太炎称扁鹊脉法未失，公乘阳庆传其脉法。《章太炎全集·医论集》之《医术平议·平脉篇》云：

> 扁鹊自言不待切脉，而阳庆传扁鹊之《脉书》。高后八年，阳

---

① 《章太炎全集》第八集《医术平议》，上海人民出版社 1994 年版，23 页。
② 《章太炎全集》第八集《医术平议·平脉篇》，上海人民出版社 1994 年版，23 页。

庆年七十余,则生在齐王建时。齐灭为郡,阳庆已三十余岁,比秦之亡,年几五十矣。庆以《脉书》知生死、决嫌疑、定可治,是齐秦间已有切脉法。阳庆上去扁鹊才百五十余年(扁鹊所治齐桓侯,即田和子桓公午。桓公午立六年卒。下尽王建四十四年。凡一百五十八年,时阳庆已长矣! 自扁鹊死至阳庆生,则不过一百二十余年耳)时代相接,知非假托其名。扁鹊已有《脉书》,而云汉以前不及脉法,何哉①?

(5) 驳俞曲园"古法变坏始于扁鹊"说。太炎《平脉篇》驳之云:

案《八十一难》言"持脉独主寸口"。故先师以扁鹊为祸始,其实《难经》非扁鹊作。质以王叔和《脉经》所引。《扁鹊脉法》曰:"脉洪大者,两乳房胡脉复数,加有寒热,此伤寒病也。乳房之诊,即宗气应衣;胡脉之诊,即结喉人迎。此则扁鹊亦不专主寸口。虽然,主寸口者,亦不自《八十一难》始。"②

俞樾独以《史记·扁鹊传》为据依,谓扁鹊"不待切脉"凭"视见垣一方人"神技获效,且谓扁鹊既亡托名脉法后世无传,此说流传已久,不自俞樾始,至今犹有信而言及者。太炎博考群书,谓公乘阳庆之生距扁鹊之死不过一百二十余年,时代相接,扁鹊之脉法由阳庆受而传之,王叔和《脉经》所引《扁鹊脉法》是其明证。非博考群集,贯通医书,左右采获,详密慎思,不能为也。太炎此段考证,不仅驳先师之误说,且有助医学史之研究,其益多矣。

太炎对《废医论》的核心段落《脉虚篇》逐句批驳的同时,对其合

① 《章太炎全集》第八集《医术平议·平脉篇》,上海人民出版社1994年版,20页。
② 《章太炎全集》第八集《医术平议·平脉篇》,上海人民出版社1994年版,22页。

理部分亦予以肯定。认为《废医论》的基本思想不是毁弃、消灭中医，而是"救时俗之违经，复岐雷之旧贯"，"先师发愤作论，以三部九候之术哗饬医师"。"哗饬"者，高声告诫也，使中医知三部九候法之理论与方法，不要只知寸口而不知其他。俞樾认为三部九候当以《素问·三部九候论篇》所解为正。

（三）俞曲园晚年放弃《废医论》观点

太炎先生称，曲园晚年病笃，服仲昴庭药而愈，改变废医论观点，谓中医之道未绝。仲昴庭、薛宝田（1815—1885）经宁波知府宗源翰推举晋京为慈禧治病，疗效显著，受到嘉许，见薛宝田《北行日记》，俞曲园序。太炎先生及兄章篯皆拜仲昴庭为师学习医学经典和临床技能。1920 年，太炎撰《仲氏世医记》，回忆俞师曲园中医观点之变化及昴庭指导太炎学习中医情景。此文言及医师治疾无效当"反求经训，观汉唐师法，祖述仲景，旁治孙思邈王焘之书"以求神悟，不可以抄撮猎集杂方为事，凡此教诲，至今犹有指导开悟之功。文如下：

> 杭县仲右长，余中表弟也。父昴庭先生，清时以举人教于淳安。好明道伊川之学，尤善医。是时，下江诸师皆宗苏州叶氏，顾忘其有禁方，习灸刺，以郛表钞撮为真，不效，则不知反求经训，观汉唐师法，夭枉日众。先生独祖述仲景，旁治孙思邈、王焘之书，以近世喻、张、柯、陈四家语教人，然自有神悟。处方精微洁净，希用骏药，而病应汤即效，人以为神。上元宗源翰知宁波府，闻先生名，设局属主之，已而就征疗清慈禧太后归，又主浙江医局，所全活无虑数万人。

> 先师德清俞君，恨俗医不知古，下药辄增人病，发愤作《废医论》，有疾委身以待天命，后病笃，得先生方始肯服，服之病良已，

乃知道未绝也。先生殁几二十年，而右长继其学。家所蓄方书
甚众，右长发箧尽抽读之，尤精《伤寒论》，口占指数，条条可覆，
故治病无犹豫。

　　民国九年春，余以中酒病胆，传为黄疸，自治得愈。逾二月，
又病宿食，自调局方平胃散啜之，晡时即发热，中夜汗出止，自是
往来寒热如疟，日二三度，自知阳明少阳病也。服小柴胡汤四五
剂，不应，热作即愦愦，不可奈何，间以芒硝窜之，微得下，表证不
为衰，乃遣力延右长至。右长视方曰："不误！"余曰："苟不误，何
故服四五剂不效？其小柴胡加减七方，汤剂最神者也。余颇为
人治疾，诸病在经府表里者，服此不过二三日而愈。今为己治，
乃如啖朽木又不省也。"右长视方良久，曰："此病挟热，诊脉得阳
微结，何乃去黄芩加芍药？此小误也。"余曰："病自宿食起，常欲
得溲便解之，以黄芩止利，故去之耳。"右长曰："在小柴胡汤中勿
虑也。"乃去芍药，还黄芩，少减生姜分剂，服汤二剂即热作，汗随
之出，神气甚清，诘旦如疟者止。余曰："增损一味，神效至此
乎！"右长犹谦让不自许。盖其识用精微，虽用恒法而奇效过于
人也。

　　方昂庭先生在时，于余为尊行，常得侍，余治经甚勤。先生
曰："励学诚善，然更当达性命，知天人，无以经术为至。"余时少
年锐进，不甚求道术，取医经视之，亦莫能辨其条理。中岁屡历
忧患，始悲痛求大乘教典，旁通老庄。晚更涉二程、陈、王师说，
甚善之，功成屏居。岁岁逢天行疫疠，旦暮不能自保，于医经亦
勤求之矣！今右长承嗣家学，条帙审谛，善决嫌疑，比于前人，故
乐而道之。抑《记》云："医不三世，不服其药。"顾仲景又以各承

家技为诮。今之称世家者岂少耶？本术已乖，后嗣转益讹陋，则误人也愈甚。必如仲氏父子者斯可也。民国九年八月①。

（四）章太炎博大崇高的学者襟怀

太炎于日本东京写《医术平议》，时在1910年，年三十九，因与其师政见大不合，于三十二岁写《谢本师》一文，断绝师生关系。如下：

余十六七岁，始治经术，少长，事德清俞先生，言稽古之学，未尝问文辞诗赋。先生为人岂弟（恺悌），不好声色，而余喜独行赴渊之士。出入八年，相得也。顷之，以事游台湾。台湾则既隶日本，归，复谒先生。先生遽曰："闻尔游台湾。尔好隐，不事科举。好隐，则为梁鸿、韩康可也。今入异域，背父母陵墓，不孝；讼言索虏之祸，毒敷诸夏；与人书指斥乘舆，不忠。不孝不忠，非人类也，小子鸣鼓而攻之可也。"盖先生与人交，辞气凌厉，未有如此甚者！先生既治经，又素博览，戎狄豺狼之说，岂其未喻？而以唇舌卫捍之，将以尝仕索虏，食其禀禄耶？昔戴君与全绍衣并污伪命，先生以授职为伪编修，非有士子民之吏。不为谋主，与全戴同。何恩于虏，而恳恳蔽遮其恶？如先生之棣通古训，不改全戴所操，以诲承学，虽杨雄孔颖达何以加焉②？

《谢本师》初刊于《民报》第9号。《民报》是同盟会机关报。1905年11月26日创刊于日本东京。1906年6月29日太炎先生出狱，同盟会派员至上海迎请赴日，从第7号始太炎先生任《民报》主笔，揭露改良派污邪伪诈、志在干禄邪恶言行。第9号刊登《谢本师》。

---

① 《章太炎全集》第八集《仲氏世医记》，上海人民出版社1994年版，149页。
② 《谢本师》已不易得，王晓清《学者的师承与家派》（湖北人民出版社2000年版）转载《谢本师》全文。

观辞气之凌厉，不减乃师，而撰《医术平议》，就文论文，辞气安雅，无杂意气，非大学者且有博大襟怀者不能为也。

回顾一百多年前俞章围绕"三部九候诊脉法"展开的论争，我们看到国学大师对中医基础理论的研究都非常认真和深入，他们研究的问题具有理论性和实用性，对今天仍然具有启发。近世中医对三部九候诊脉法大多知其名，鲜知其用，章太炎说："废堕旧法，是亦粗工之过也。"在当今振兴中医的伟大进程中，加强三部九候诊脉法的研究和运用，应该引起仁人志士的关注与提倡。

《废医论》引起时人惊讶，颇骇视听，俞亦知之，但他"不顾也"，然而确有压力，太炎之文，有苏困减压效果。

二、俞曲园、章太炎对《医故》的不同评价

有郑小坡者，作《医故》二卷，求序于俞。郑小坡，名文焯（1856—1918），号小坡，又号大鹤山人，光绪元年中举，后屡试不售，精音律，善诗曲，兼善金石医学，晚岁业医卖画为生。俞撰《郑小坡医故序》，文曰：

> 郑子以所著《医故》上下篇见示，属为之序。余笑曰："吾故著《废医论》者，又何言？"受而读之，叹曰："得君此书，吾《废医论》可不作矣！"夫自太朴既散，众感交攻，真元内漓，戾气外犄，粤有疢疾，是夭天年。古之神圣，精与天通，乃假草木之华滋，以剂气血之盈亏。汉陆贾言神农尝百草之实，察酸苦之味，教人皆食五谷。然则尝草之初，原非采药，但求良品，以养众生。果得嘉谷，爰种爰植，是称神农。既得所宜，兼求所忌，是以汉志载有《神农食禁》之书。有宜有忌，而医事兴矣。本草一经，附托神

农,良非謷也。嗣是厥后,《素问》《灵枢》传一十八篇之《内经》,雷公岐伯,发八十一难之奥义,仲景叔和,圣儒辈出,咸有论著,各自成家,史家著录,富埒儒书矣!郑子考其源流,别其真赝。六师九师,斥王勃序之诞语;外实内实,证华佗传之讹文。昔魏宣武以经方浩博,诏诸医寻篇推术,务存精要,此书庶几近之乎!悬壶之士,得此一编,奉为绳墨,察于四然,审于二反,处方用意,务合古人,而医道自此尊矣,医道亦自此难矣!医道尊则不可废,医道难则不知而作者少,亦不待废。余故曰:"得君此书,吾《废医论》可不作也。"①

太炎读此序,发现有溢美之嫌。《医术平议》针对郑氏关于《伤寒论》之误说评论云:"郑文焯虽素治医,乃云:古言视病,不言诊脉,惟欲按病检方,而不察起病之本,是亦徒知经方,不知医经者。诚用其术,惧不可以应变,故特取俞、郑两家之说,匡其违误,举其正则。"②俞序称《医故》考医书之源流,别医书之真赝,斥诞语,弃讹文,可为悬壶者之绳墨,则其临证与文献价值,可谓至矣高矣。太炎先生《医故眉批》③一文予以尖锐批驳。下举三例。

(1)"《医故》:汉以前但言视病,而不及脉法。"太炎云:"此说可笑。《素问》已有《三部九候论》,何得言不及脉法?史传虽多言视病,不详诊脉,彼本简略之辞,岂得执文为说?"

(2)"《医故》:余考《汉书》既无仲景之名,《晋书》又阙叔和之传,隋唐官志不载其书,晁陈私录始论其世,方家依托,等诸无征。"此说

---

① 《春在堂全书》之《春在堂杂文五编六》,第四册,438页。
② 《章太炎全集》第八集《医术平议》,上海人民出版社1994年版,第19页。
③ 《章太炎全集》第八集《医故眉批七则》,439—442页。

乃否定仲景书之存在。按,太炎引《太平御览》卷七二二之《何颙别传》《张仲景方序》《高湛养生论》及卷七二〇之高湛《养生论》以驳之,复归纳其说曰:"以上所引四事,高湛著书,在《晋书》《隋书》前,愈证叔和撰次《仲景方论》之实。《何颙别传》之作与范晔先后虽不可知,要之,汉人《别传》作者必在魏晋,则仲景虽不见录于《后汉书》,其形迹自明白矣!"

(3)"《医故》:余以张守节纂《史记正义》引王叔和《脉经》而不及仲景此《论》,是其书之晚出可证。"太炎云:"《辨伤寒》十卷见于《隋志》,张守节复在其后。儒者于方剂诸书或未尽览,且《扁鹊仓公传》多言杂病,亦安用引征《伤寒论》为? 以此疑其晚出,斯谬矣!"

观上举三事,足见《医故》所考医书之源流谬误百出,真赝无别。俞樾谓《医故》可为医家之绳墨,医道自此而尊,谀美失实。太炎《俞先生传》云:"博览典籍,下至稗官歌谣,以笔札汎爱人,其文辞瑕适并见,杂流亦时时至门下。此其所短也。"曲园与郑文焯同在上海求志书院执教,或碍于情面而揄扬之。太炎先生关于曲园文章之评语,深刻而确切,当为后世诫鉴。

三、俞曲园《枕上三字诀》

俞氏自丧母妻,有疾多委天命,称"窃思医学不明,为日已久,江浙间往往执不服药为中医之说,以免于中医之刃"。又云:"今之士为医者日益多,而医之技则日以苟且,其药之而愈者,乃其不药而亦愈者也。其不药不愈者,则药之亦不愈,岂独不愈而已,轻病以重,重病以死。然而有病者无不求医,子孙之于父母,父母之于子孙,苟有病不为求医,则人且议其不慈不孝。不知慈孝之实,在于适其寒暑,时其饮食,以致谨于未病之先,不幸有疾,则益加谨焉,如是而已,不宜妄进药物,欲益而反损也。"其说与"治未病"近。

俞樾通过自我保健,摸索出一套养生方法,名曰《枕上三字诀》。居今视之,仍为有效养生之术。小序云:

> 养生家之说,余未有闻焉。然尝服膺孟子之言,夫人之所以生者,气也。孟子曰:"吾善养我浩然之气。"此有养生之大旨矣。然所谓养气者,岂必偃仰屈伸若彭祖、煦嘘呼吸如乔松哉?孟子言之矣,曰:"夫志,气之帅也。"故欲养其气,先持其志。何谓志?子夏曰:"在心为志。"然则养气,仍在养心而已。孟子曰:"养心莫善于寡欲。"余早谢荣利,于世味一无所好,似于养心之旨为近。然年来从事铅椠,亦不能无耗心神。臧穀亡羊,其归一也。程子《视箴》曰:"心兮本虚,应物无迹。"又曰:"制之于外,以安其内。"夫在内者,无形之物,虽欲致养,用力无由。而在外者,则耳目鼻口,及乎四体,皆有形之物,吾得而制之者也。制其外,斯可以养其内。此殆养生之捷径乎。余尝有三字诀,虽不足言养生,然当长宵不寐,行此三字,自入黑甜,是则延年却病,固未易言,以为安神闺房之一助乎可矣!因名之曰"枕上三字诀"①。

> 其术有三:

> 一曰塑。塑者何?使吾身耳目口鼻四体百骸,凝然不动,若泥塑然,斯谓之塑。其法无论或坐或卧,先使通体安适,血气和调,然后严自约束,虽一毫发不许稍动,制外养中,无先于此。

> 二曰锁。锁者何?锁其口也。凡人之气,多从口出。气从

---

① 《春在堂全书》之《俞楼杂纂》第四十四,第三册,747页。

口出，斯败矣！故必严杜其口，若以锁锁之者然。勿使有杪忽之气从口而出，则其从鼻出者，不待禁绝，而自微乎其微矣。

三曰梳。梳者何？所以通发之具也。一塑二锁，皆是制外之法，此则由外而内矣。凡人之气，未得所养，猖狂外行，或至阻滞而不通。既塑既锁，乃理吾气，务使顺而弗逆，徐徐焉而下至于丹田，又徐徐焉而下至于涌泉穴。自上而下，若以梳梳发者然，故曰梳也。

按，此《枕上三字诀》核心之术，下有"说塑""说锁""说梳""塑字考""锁字考""梳字考""塑字赞""锁字赞""梳字赞"九段以解释三字诀。

俞氏守此三字诀甚严。

《说塑》云："东坡先生养生言曰：不拘昼夜，坐卧自便，唯在摄身，使如木偶。"常自念言："令我此身，若少动摇如毛发许，便堕地狱。如商君法，如孙武令，事在必行，有犯无恕。呜呼，塑字之诀，尽于此矣！"

《说锁》云："惟欲口鼻一时闭塞，则初学之士，固所不能。又所谓塞口者，非止不言而已，乃不使气从口出也。余锁字之诀严于口而姑息于鼻，然口严则鼻亦严矣。盖亦事之相因者也。"

《说梳》云："夫人之所以生死，未有不自坎离者也。坎离合则生，坎离分则死，自然之理也。心为离火，肾为坎水，夫人而知之矣。然足底有穴，是名涌泉。窃意肾水之源，当在于此。庄子曰：众人之息以喉，真人之息以踵。故愚谓养气者必导之使下，由丹田而下至涌泉穴，然后可望水火之交也。凡梳发必自上至下，而执梳者则一上一下相间焉。余即法之以行一呼一吸之气。言固有粗，而可以至精，浅而可以达深者也。"

曲园丧妻，哀痛逾常，大殓之日，于灵帷书曰："我生谅亦不多

时。"《百哀诗》之末首云,"莫向空帷哀永逝,相逢地下料非迟",自注:
"今内人先我而死,然则地下相逢,自当不远。内人病中谓余曰:我死
后,君亦恐不永年。此语或非无因也。"①俞樾八十六岁归道山,堪称
高寿。俞樾起居食饮有节,"性雅不好声色,既丧母妻,终身不茹荤,
衣不过大布,遇人岂弟〔恺悌〕,卧起有节,保真持满,故老而神志弗
衰",而与坚守三字诀亦密切相关。

俞氏自丧妻后,多年不服中药,晚年病笃,服浙江名医仲昂庭药
而愈,乃改变《废医论》观点。1920 年,章太炎《仲氏世医记》云:

> 杭县仲右长,余中表弟也。父昂庭先生,清时以举人教于淳
> 安。好明道伊川之学,尤善诗。是时,下江诸师,皆宗苏州叶氏,
> 顾忘其有禁方;习灸刺,以郭表钞撮为真。不效,则不知反求经
> 训,观汉唐师法,夭枉日重。先生独祖述仲景,旁治孙思邈王焘
> 之书,以近世喻、张、柯、陈四家语教人,然自有神悟。处方精微
> 洁净,希用駃药,而病应汤即效,人以为神。上元宗源瀚知宁波,
> 闻先生名,设局属主之,已而就征疗清慈禧太后归,又主浙江医
> 局,所全活无虑数万人。先师德清俞君,惧俗医不知古,下药辄
> 增人病,发奋作《废医论》,有疾委身以待天命,后病笃,得先生方
> 始肯服,服之,病良已,乃知道未绝也②。

四、俞曲园《内经辨言》

俞樾不但力主多刻医书,以广流传,而且他对《内经》也下过很深

---

① 　《春在堂全书》之《俞楼杂纂》第四十一,第三册,729 页。
② 　《章太炎全集》第八集《仲氏世医记》,148 页。《春在堂全书》之《俞楼杂纂》第四
十五,第四册,第 753 页。

工夫,著有《读书馀录》,收于《春在堂全书》之《第一楼丛书之七》,标题是《内经素问　四十八条》,内有四十八条是对《素问》的校释。《读书馀录》校勘古书七十馀种,《内经素问》仅是其中之一,裘庆元于1924年刊《三三医书》时,将四十八条收入,更名《内经辨言》。

俞氏写《废医论》,考其初衷,出于哀愤,意在推动三部九候法之继承与实行,非在消灭中医。他为中医著作之刊刻与推广做了许多有益工作。

《与刘仲良中丞》云:

> 窃谓诸子之中,有益民生日用者,莫切于医家。宋元后诸家,师心自用,变更古义,立说愈多,流弊愈甚。宜多刻古本医书,如《难经》《甲乙》《巢氏诸病源候论》《圣济总录》等书,俾学者得以略闻周秦以上之遗言,推求炎黄以来之遗法,或有一二名医出于世间,于圣朝中和位育之功,未始无小补也。

俞氏主讲诂经经舍,力主刻书,流布先哲遗训。在诸子书中,尤重视《黄帝内经》的奠基价值。他在《与杨石泉中丞》书云:

> 四库全书中,子书莫古于《黄帝内经》,而外间所有,不过马元台注本,于古义未通,故于经旨多谬。此书以王冰注为最古,而宋林亿、孙奇、高保衡等校正者为最善,郑局未刻。窃思医学不明,为日已久,江浙间往往执不服药为中医之说,以免于庸医之刃,亦无如何之下策也。若刊刻此书,使群士得以研求医理,或可出一二名医,补敝扶偏,销除疹疠,亦调燮之一助乎①!

俞氏治学遵王念孙、王引之之法。《俞曲园先生年谱》咸丰八年

---

① 《春在堂全书》之《春在堂尺读五》,第五册,568页。

（戊午）云："夏间，先生读高邮二王（念孙引之）《读书杂志》《广雅疏证》《经义述闻》诸书，好之，遂有治经之意。《群经平议》《诸子平议》之作，盖始于此。"俞曲园《与王补帆同年》云："若欲讨论声音训诂，则莫妙于先熟读高邮王氏《述闻》《杂志》二书，门径既正，自能深入，苟徒读《说文》，恐九千余字，如满屋散钱，无收拾处也。"①

　　俞曲园不是不重视《说文》。他要求首先打好《说文》根底，然后精治二王之学。俞樾《儿苫录序》说："自秦汉以来，篆隶递变。而古圣人创造文字之精微，其存十一于千百者，实赖有汉许叔重氏《说文解字》一书。士生今日，而欲因文见道，外是无由矣。乃后世学者舍实事求是而竞空言，《说文》之学废而不讲，虽以王厚斋之博洽而犹懵然于孝孝之非一字。其他何讥焉？我朝经术昌明，士知由文字而通训诂，由训诂而通义理，于是家有汶长之书，人服邑里之学矣。"在学有根底基础上，从二王之书得到整理研究经传子史之门径。俞曲园依此治学途径对《内经》文字音韵训诂义理进行研究，取得巨大成绩。比如"登天"一词，可以是"死"的婉辞，也可以指"登帝位"。当"登天"用在句子当中，它不能既当"死"讲又当"登天位"讲。《上古天真论》云：

　　　　昔在黄帝，生而神灵，弱而能言，幼而徇齐，长而敦敏，成而登天。乃问于天师曰。王冰注："以土德王，都轩辕之丘，故号之曰轩辕黄帝，后铸鼎于鼎湖山，鼎成而白日升天，群臣葬衣冠于桥山，墓今犹在。"

　　如果按王冰注所说，"登天"指"白日升天"，那么，黄帝还怎么去

---

①　《春在堂全书》之《春在堂尺牍四》，第五册，564 页。

询问岐伯呢？根据上下文考察，王注误，俞氏云："樾谨按，成而登天谓登天位也。《易·明夷传》曰：初登于天，照四国也，可说此经登天之义，故下文即云：乃问于天师。乃者，承上之词。见黄帝即登为帝，乃发此问也。王冰注白日升天之说，初非经意。"观下文"乃问天师曰"可知谓登君位。

《上古天真论》"以欲竭其精，以耗散其真"，王冰注："乐色曰欲，轻用曰耗。乐色不节则精竭，轻用不止则真散。"《新校正》云："按《甲乙经》耗作好。"俞樾指出："按作好者是也。好与欲义相近。《孟子·离娄篇》：所欲有甚于生者。《中论·寿夭篇》作所好。《荀子·不苟篇》欲利而不为所非，《韩诗外传》作好利是好即欲也。以欲竭其精，以好散其真，两句文异而义同。今作以耗散其真，则语意不伦矣。王注曰，乐色曰欲，轻用曰耗，是其所据本已误也。"按俞说甚是。胡澍《素问校义》亦有校勘与训释，所取书证与俞氏同。

俞氏善考词语古义。《脉要精微论》："反四时者，有馀为精，不足为消。"王冰注："夫反四时者，诸不足皆为血气消损，诸有馀皆为邪气胜精也。"按，此"精"字难解。王冰训为"精气"，《类经》张介宾注语焉不详："秋冬人迎当不足而反有馀，此邪气之有馀，有馀者反为精也。"《素问集注》张志聪注："有馀者为肾藏之精。"日本丹波元简《素问识》："按此一项三十九字与前后文不相顺承，疑是它篇错简，且精、消二字，其义不大明。"其子元坚《素问绍识》于"精""消"二字无说。俞樾云："谨按，邪气胜精，岂得但谓之精？王注非也。精之言甚也。《吕氏春秋·勿躬篇》：自蔽之精者也；《至忠篇》：乃自伐之精者。高诱注并训精为甚。有馀为精，言诸有馀者，皆为过甚耳。王注未达古语。"

　　俞氏训释《素问》通假字有许多精辟之说。俞氏称《上古天真论》"道者圣人行之，愚者佩之"之"佩"通"倍"，与胡澍说合。称《生气通天论》"其气九州九窍五脏二十节"之"九窍"为衍文："按九窍与九州初不相应，如王氏说将耳目口鼻各应一州，能晰言之乎？今按九窍二字实为衍文。九州即九窍也。《尔雅·释兽篇》白州驠。郭注曰：州，窍。《北山经》：伦山有兽如麢，其川在尾上。郭注曰：川，窍也。川即州字之误。是古谓窍为州。此云九州，不必更言九窍。九窍二字疑即古注之误入正文者。"称《脉要精微论》"徇蒙招尤"之"徇蒙"为"眴朦"之假借："今按，徇者，眴之假字；蒙者，朦之假字。《说文》目部：旬，目摇也；或作眴。朦，童蒙也，一曰不明也。是眴朦并为目疾，于义甚显。注家泥徇之本义而训为疾，斯多曲说矣。"称《阴阳离合论》"则出地者，命曰阴中之阳"句中的"则"是"才"的假借字："谨按，则当为财。《荀子·劝学篇》：口耳之间，则四寸耳。杨惊注曰：则当为财，与才同，是其例也。财出地者，犹才出地者，言始出地也。与上文未出地者相对。盖既出地，则纯乎阳矣，唯财出地者，乃命之曰阴中之阳也。"称《平人气象论》"死心脉来，前曲后居"之"居"通"据"："谨按，居者直也，言前曲而后直也。《释名·释衣服》曰：裾，倨也，倨倨然直。居与倨通。王注曰：居，不动也，失之。"所论诸通假字，皆确不可易。

　　俞氏训释，亦有不当者，谓《五脏生成论》"凝于血者为泣"之"泣"是"洰"的讹字，误。俞樾云："谨按，字书泣字并无此义，泣疑洰字之误。《玉篇》水部洰，胡故切，闭塞也。洰字右旁之互误而为立，因改为立而成泣字矣"。按，"泣"古音与"涩"相近，《素问》"荣泣卫除""人血凝泣""凝于脉者为泣"诸"泣"皆"涩"之通假字。

俞氏治《内经》之时，胡澍亦撰《素问校义》。胡、俞所校《素问》，颇有相同之条，盖亦"英雄所见略同"，非有相袭之嫌。俞樾《与胡荄甫农部》手札，对于了解二人治学、交往等，颇有意义，谨录于下：

与胡荄甫农部

比年从事武林书局，得晤贵族子继广文，知阁下精研经学，具有家法，不胜钦佩！辄托瘦梅水部，致拳拳之私，而疏慵成性，未获奉尺书，达左右也。乃承不弃衰庸，远贻芳翰，雅许过当，非所克当，惭愧惭愧！伏念阁下承累代传经之业，好学深思，实事求是，岂鄙人所敢望软！拙著《平议》中，有与高明吻合之处，不过千虑之一得而已。辱以《素问》见询，《素问》乃上古遗书，向曾流览，惮其艰深，且医学自是专门，素未通晓，若徒订正于字句之间，无关精义，故未尝有所论撰。阁下为《校义》，未知所据何本？樾所见者，宋林亿孙奇高保衡等奉敕校定本，多引全元起注及皇甫谧之《甲乙经》、杨上善之《太素》，校正王冰之异同。如首篇《上古天真论》"食饮有节，起居有常"，全注云："饮食有常节，起居有常度"，则知原本是"食饮有节，起居有度"，故以"有常节""有常度"释之。而"度"字固与上句"和于术数"为韵也。又《六节藏象论》于肝脏云："此为阳中之少阳，通于春气"，全元起本及《甲乙经》《太素》并作"阴中之少阳"。据《金医真言论》云："阴中之阳，肝也"，则自以"阴中"为是。凡此之类，裨益良多，想明眼人能别择之。樾年来苏杭往返，殊少暇日。若得数月之功，将此书再一玩索，或一知半解，尚可稍补高深也。

俞氏自谓"朝冠卸后一身轻"，自此专意读书写作，2010 年凤凰出版社（原江苏古籍出版社）编纂《春在堂全书》，尽收俞氏所有论著。

俞曲园考证中医有许多文章，当发掘研究之，以为中医文献研究之一助。

俞樾善读书，勤著书，颇得益勤作笔记积累资料以为撰文之用。所撰《著书馀料》一书小序云："余以前读书，每有所得，辄书片纸夹书中，以备著书时采取。杜诗云：'山色供诗料。'余谓赋诗必有料，著书亦必有料，此吾书之书料也。因撮取录为一卷，附刻《俞楼杂纂》中，即题曰《著书馀料》。"此语对读者当有许多开悟启发。

五、俞曲园论文字假借

俞樾认为"治经之道，大要在正句读、审字义、通古文假借，三者之中，通假借为尤要"。《春在堂全书·第一楼丛书》之《湖楼笔谈五》有一段文字分析经传假借字可以分为三种类型，细分则有五种表现形式。《黄帝内经》《伤寒论》《金匮要略》《神农本草经》《甲乙经》《难经》《脉经》等古典医籍充斥大量假借字，俞樾先生下面这段文字，对破解中医古书通假字颇有启发。今节录之，以为读医书开悟之资。如下：

> 古文假借字，布满经传，约举其类，盖有三科：一曰"文省"。如《周礼》故书泣作立，纳作内是也。一曰"文增"。如《周易》束帛戋戋，《子夏传》作残残。成象之为乾，蜀才本作盛象是也。一曰"文异"。如《仪礼·聘礼》注，古文裼作赐。《大射礼》注，古文获作護。此变其形也。《诗》河水浼浼（mei），《韩诗》作浘浘（wei）；周原膴膴（wu），《韩诗》作腜腜（mei），此变其声也。《书》平秩东作，《说文》作平豒。《易》服牛乘马，《说文》作犕牛。此形声俱变也。总此三科，分为五类。假借之例，亦略备矣。至若

《明堂位篇》资礼乐之"资"或作"饮"，《周官》邕人用蜃之"蜃"或作"谟"，此则直是别本异文，无关假借。愚尝欲法毛公说《诗》不破字即以训诂明假借，刺取经传中假借之文作《声雅》一书，因循未果。今即以《周易音义》所载各本异同及经师音读之异，准前所陈三科五类为《声雅》五篇，聊以示例。或好事者踵而成之，博采诸书之疏证，未始于小学无裨也。

一、文省篇：

菁，媾也。鹿，麓也。咨，诹也。取，娶也。

位，莅也。龙，宠也。禽，擒也。血，恤也。

亢，荒也。庸，墉也。折，哲也。官，馆也。

止，趾也。右，佑也。差，嗟也。备，惫也。

守，狩也。其，箕也。母，拇也。尼，柅也。

取，聚也。雍，壅也。息，熄也。食，蚀也。

菩，蓓也。疾，嫉也。专，抟也。

先，洗也。其，期也。奇，倚也。柔，鞣也。

喜喜，嘻嘻也。余余，徐徐也。

二、文增篇

覆，復也。凝，疑也。机，几也。蓄，畜也。

苞，包也。舆，车也。崩，朋也。嚬，颦、频也。

拂，弗也。溺，弱也。麗，丽也。喊，咸也。

道，首也。埸，易也。似，以也。胰，夷也。

祀，已也。苞，庖也。握，屋也。蘽，藟也。

遯，豚也。豐，丰也。盛，成也。效，爻也。

埤，卑也。仁，人也。佃，田也。阪，反也。

广,黄也。极,亟也。闇,寺也。残残,戋戋也。

庖牺,包牺也。

三、文异篇:(上)

缪,谬也。杀,弑也。溓,嗛嫌也。

構,媾也。资,谘也。窒,咥也。掇,啜也。

檠,肇也。锡,赐也。驱,殴也。挛,恋也。

详,祥也。堭,湟也。哲,逝也哲也。嗛,谦也。

福,富也。纡,汙也。蹯,蹯也。荐,洊也。

检,险也。沈,枕也。坁,祇也。经,咥鳌也。

踇,拇也。侠,颊也。媵,滕也。震,振也。

凝,拟也。潋,徵也。际,察也。荡,盪也。

违,围也。伦,轮也。治,怡怠也。挎,刳也。

经纶谓之经论。盘桓谓之檠桓。氤氲谓之烟煴。

翩翩谓之篇篇,又谓之偏偏。嘀嘀谓之熇熇。

嘻嘻谓之嬉嬉。徐徐谓之荼荼。

四、文异篇:(中)

辐,辏也。垎,坎也。池,沱也。肥,腓也。

得,德也。

五、文异篇:(下)

履,礼也。变,辨也。裁,财也。旁,尪彭也。

殷,隐也。犹,由也。冥,鸣也。名,命也。

簠,肤也。菄,稊也。臻,洊也。诱,牖也。

毙,毙也。壶,弧也。决,谲也。宅,坼也。

轨,簋也。澄,徵也。以,已也。擎,牵也。

　　遒，姤也。储，除也。斐，蔚也。乘，孕也。

　　既，几也。均，钧旬也。齐，资也。夷，资也。

　　夷，弟也。朕，蒸也。犯，范也。置，德也。

　　野，冶也。册，赜也。退，妥也。宝，保也。

　　众，终也。逐逐谓之攸攸又谓之悠悠。

以上是曲园先生论古文假借文字，资料取自《周易音义》不同版本及经师不同音读。考察这些假借字为什么互相假借，可以查阅《上古音手册》（唐作藩），这些字彼此都有双声或叠韵关系。先秦两汉古书，凡是音同（既双声又叠韵）或音近（双声而韵近如对转）的两个字都可以假借使用。这种假借现象在《内经》《伤寒论》的古典医籍里很普遍。古人对假借字非常重视。《诗·毛传》对于假借字不明确指出来，前人谓之"不破字"，而是通过训诂方式指出假借字与本字的关系。汉末郑玄笺《诗》和注三礼，采用"读为""读曰"这两个训诂术语指出本字和假借字的关系。段玉裁《说文解字注》以很长篇幅揭示"读为""读曰"的意义与作用。俞曲园论假借这段文字之上写了如下一段文字，说明古人是如何对待假借字的。

　　　　未有六经，先有六书。然则读经者，可不知六书乎？六书中象形、指事、会意、谐声、转注于经义或尚无关，惟假借之不明，则为经义一大蔽。郑康成笺《诗》注《礼》，皆有"读为""读曰"之文，于是假借之例大显，有功经学不浅。而后儒乃以好改经字病之。夫经字无可改读将六书遂无假借乎？今以人人共知者言之。《论语》"不亦说乎"，"说"字当作"悦"，而《经》则作"说"。使用郑注之例，得不曰"说读为悦"乎？又"齐必变食"，"齐"字当作"斋"而经则作"齐"，使用郑注之例，得不曰"齐读为斋"乎？使谓"不

亦说乎"是"言说"之"说","齐必变食"之"齐"是"齐鲁"之"齐",
则虽三家村夫子知其不然。而与言"读为""读曰"之例,则虽老
师宿儒,摇头而不信。盖知二五而不知为十,大率然矣。

六、俞曲园也是中医文献学家

俞樾父鸿渐,嘉庆朝举人,出生书香之家。道光三十年(1850)举
进士,保和殿复试,诗题为"淡烟疏雨落花天",曲园答题首句为"花落
春犹在",为主考官曾国藩激赏,取为第一名,赐进士出身,同年授翰
林院庶吉士。咸丰五年(1855)春任国史馆协修,八月出任河南学政,
翌年为河南主考。咸丰七年(1857)七月御史曹泽(字登庸)弹劾俞樾
"试题割裂",被朝廷割去学政,遣返原籍,永不叙用。这对他是巨大
打击,但他不气馁,不颓唐,他找到一个干扰较少较为平静的精神家
园——执教、写书。他先后执教苏州紫阳书院、湖州龙湖书院、上海
求志书院、德清清溪书院及杭州诂经精舍。执教诂经精舍时间长达
三十一年,为国家为民族培养一大批杰出之士,如章太炎(1869—
1936)、黄以周(1828—1899)、缪荃孙(1844—1919)、吴昌硕(1844—
1927)、吴大澂(1835—1902)等。他拼命写书,纂辑为《春在堂全书》
近五百卷。如果他不被革职,继续留在官场,他就不会把自己造就成
中华民族文化伟人。人生事业兴衰,宜看终极,淡看初始。他治学范
围广博,经学、小学、文学、子学等皆有突出成就,子学尤重以《黄帝内
经》为代表的中医古籍。俞曲园是晚清汉学之绝响,又是民初新学之
先声。他对中医文献之研究,留下许多值得纪念的学术遗产,也是一
位有成就有贡献的中医文献学家。现在国家公布了《中国的中医药》
白皮书和《中医药法》,中医已步入光辉灿烂的春天,回首一百多年前

著名国学大师俞曲园先生在中医文献领域所作的工作,仍然具有现实意义。

第一,提倡多刻以唐王冰注释本为底本的《素问》,造就一二名医。《春在堂尺牍》五《与杨石泉中丞书》云:"《四库全书》中子书莫古于《黄帝内经》。而外间所有不过马元台注本,于古义未通,故于经旨多缪。此书以王冰注为最古,而宋林亿、孙奇、高保衡等校正者最善,鄂局未刻。窃思医学不明,为日已久,江浙间往往执不服药为中医之说,以免于中医之刃,亦无可如何之下策也。若刻此书,使群士得以研求医理,或可出一二名医,补敝扶偏,消除疢疠,亦调燮之一助乎?"

第二,呼吁翻刻重要临床医籍,造就一二名医。所列医书,既有中医经典理论,又有临床方剂巨著。《春在堂尺牍》六《与刘仲良中丞书》云:"窃谓子书之中,其有益民生日用者,莫切于医家。宋元后诸家,师心自用,变更古义,立说愈多,流弊愈甚,宜多刻古本医书,如《难经》《甲乙经》《巢氏诸病源候论》《圣济总录》等书,俾学者得以略闻周秦以上之绪言,推求炎黄以来之遗法,或有一二名医出乎世间。"曲园举《圣济总录》,反映他读医书之勤奋广博。《圣济总录》是北宋末徽宗敕纂,遭靖康之难,镂版成而未刷印,版木被掠至金国,金元有刻本,原版散佚,日本于1814年以聚珍版刊行,俞氏所阅者或为日本刻本乎?《圣济总录》是继北宋《太平圣惠方》之后又一部大型方书,与《难经》《甲乙经》《诸病源候论》理论著作同时刻印,对培养中医高端人才,具有重要意义。曲园举出这四部著作,反映出他对中医理论与方药具有较深理解。

第三,遵二王义法撰《读书馀录》,训释《内经》难解字词,这是一本《素问》训诂著作,收《春在堂全书》之《第一楼丛书之七》。俞氏说,后人读《内经》"于古义未通，故于经旨多缪"，于是撰著此书。他在致曾国藩信中说："樾所心折者，尤在高邮王氏之学。尝试以为读古人书，不外乎正句读、审字义、通古文假借。而三者中，通假借为尤要。"（《春在堂全书·尺牍二·上曾涤生爵相》）。《读书馀录》后收入民国裘庆元主编的 1924 年出版的《三三医书》，更名《内经辨言》，显示此书系解释《内经》句读、字义、假借著作。《内经辨言》是研究《素问》必读书和工具书，中日《内经》训诂著作均加收入，日本《素问解诂集成》收录之，钱超尘主编的《清儒黄帝内经小学研究丛书》收录之（2017 年北京科学技术出版社出版）。

　　第四，考证《神农本草经》成书时代。《本草经》成书时代直至今天亦乏共识。曲园考证，《周礼·疾医》唐初贾公彦疏引三国魏秘书郎郑默《中经簿》云："子仪《本草经》一卷。"子仪是扁鹊门徒，战国时人，则《本草经》一书成于战国，流行于汉初。《汉书·平帝纪》《汉书·楼护传》皆有《本草经》书名著录。西汉后期刘歆（？—公元 23）《七略》未收《本草经》一书，曲园分析"盖其时《本草》一书犹不甚重也"，因而《汉书·艺文志》亦未著录。至于"神农"之名，俞氏认为出于后世依托。西汉初年陆贾撰《新语》一书，《道基篇》说神农尝百草之事，这是陆贾等"后世百家诸子，咸乐依附，以自尊大"，不是神农氏果撰《本草经》也。

　　第五，考证《内经》"腧"是"俞"的后出字，是"俞"的引申义。从"俞"与"腧"出现的先后说，"腧"是"俞"的后出字。《内经》既有"俞"字，又有"腧"字，分辨二者关系，对于深入理解《内经》义理是很有必要的。

　　《春在堂全书·俞楼杂纂第四十九·说俞》一文云，"《说文》舟部：俞，空中木为舟也。从亼，从舟，从〈〈〈。〈〈〈，水也"。"俞"的本义是把粗木掏空为舟。但是古书罕有如此使用者。《素问·咳论》"治藏者治其俞"，王冰注："《灵枢经》曰：脉之所注为俞。""俞"的读音为shu。俞氏考证云："《灵枢经》曰：脉之所注为俞。按此据《内经·素问·咳论篇》王冰注所引也。脉之所注得有俞名，盖取中空之义。虽非本义，而实本义之引申也。考《灵枢·九针十二原》篇，其字作'腧'。其文曰：'五藏五腧，五五二十五腧。六府六腧，六六三十六腧。经脉十二，络脉十五，凡二十七气，以上下所出为井，所溜为荥，所注为腧，所行为经，所入为合，二十七气所行皆在五腧也。'《说文》无腧字，以其为脉之所注，故从肉作腧耳。"这就是说，脉之所注为俞，故加意符肉字而为"腧"。"腧"为"俞"的后出区别字。

第六，考证《内经》俞跗、少俞、鬼臾区是同一人。见《说俞》。此考证对中国医学史和中医文献史之研究，具有重要意义。谨将原文引证如下。

《史记·扁鹊仓公列传》："臣闻上古之时，医有俞跗。"《索引》《正义》并音臾附。应劭云：黄帝时将也。《汉书艺文志》经方家有《泰始黄帝扁鹊俞附方二十三卷》，而《古今人表》无俞跗。《素问》一书载黄帝与岐伯问答之语居十之九，间亦及雷公、鬼臾区，而俞跗无一语焉，何也？惟《灵枢经》之《五变》《五味》《论勇》《论痛》诸篇并称黄帝问于少俞，岂即俞跗欤？窃尝论之，俞跗殆即鬼臾区也。俞跗《索引》《正义》并音俞附，则与臾区之臾同音矣。"附"与"区"古韵同部（笔者按，"附"与"区"皆在段玉裁古韵第四部，王力古韵侯部）。《玉篇》云："附，蒲口切"，而《左传》"豆区"之"区""仆区"之"区"并音乌侯反，则"附"与"区"音亦相近也。鬼臾区三字本有声而无义,缓言之,曰鬼臾区;急言之,曰俞跗。《古今人表》有鬼臾区,无俞跗,是可明其为一人矣。

按,所考极是。俞跗之"俞"与"臾"同音,"区"与"跗"古音同,则"臾区"即"俞跗"。"鬼臾区"三字不可拆开求义,它只用以表音,这三个词素急读快读则为"俞跗",缓读慢读则为"鬼臾区"。"少俞"之称屡见《灵枢》之《五变》《论勇》《论痛》黄帝与少俞问答,俞跗、鬼臾区亦屡见《灵枢》中,则"少俞"之为俞跗,可从也。

第七,提倡养善心去恶心的养生理论。《废医论》第七节为《去疾论》,专讲养生之道:"善治国者,退小人而进君子,故天下不乱;善养生者,消恶心而长善心,故吾身不病。善心为主,四体从之,其气和调而畅达,流行于营卫之间,而足以御风雨寒暑之变,故其为人也不病,虽有病也不死。不善养生者,消善心而长恶心。恶心为主,四体违之,其气缪戾而底滞,非但不足御风雨寒暑之变,甚者挟吾心而妄行为狂易之疾,故其为人也恒病,病轻者以之重,病重者以之死。唯有长其善心,消其恶心,使太和之气洋溢于体中,而蒸熏乎四肢,颜色悦怿,须发密黑,骨节坚强,寿命久长。"我国传统养生理论与养生方法首重"养心",但大多不举养生细目,俞氏以"长善心""消恶心"两个细目以养心,可谓抓住了养生关键。

第八,编制《枕上三字诀》以求高年。《枕上三字诀》收《春在堂全书·俞楼杂纂》之四十四。这是一个具有实用价值的保健法。俞氏说,"孟子曰:养心莫善于寡欲。余早谢荣利,于世味一无所好,似于养心之旨为近",但是由于不断著书,耗费心神,影响睡眠,"余有《三字诀》,当长宵不寐,行此三字,自入黑甜,是则延年祛病,安神之一助"。《枕上三字诀》以三字概括:一曰塑,二曰锁,三曰梳。"塑"字要求身如泥塑，不动不摇；"锁"字要求口鼻呼吸细微；"梳"字要求气机通达，"务使顺而弗逆，徐徐焉而下至于丹田，又徐徐焉而下至于涌泉穴。自上而下，若以梳梳发者然，故曰梳也"。俞樾坚持"枕上三字诀"，享有大年。

第九，接受新知，对西医表现出热烈欢迎态度。我们要从俞曲园一生治学经历来看这个问题。在那个时代不少文人学者将西医视为淫巧之术，如清代考据学家俞正燮（1755—1840）认为西医讲的《人体图说》全不可信，因为洋人与华人的身体结构不同。俞曲园先生则不然，他对远西医学不排斥不反对。《春在堂全书·诗编·二十三》记载一则故事，美国医生栢乐文在苏州开设医院二十余年，有一件体检仪器，类似现代的 X 光仪，能够照见人体心肺，曲园孙陞云亲见之，此仪器形状及透视情况如下："其法以一毡盛电气，使人背毡而立，一人以镜窥之，则藏府毕见。见其人之心长二寸许，本小而末大，本在中而末偏左，其色黝黝然，其动趯趯然。"回家告诉曲园，老先生闻之大喜，作歌一首，反映他对西医的拥护态度：

　　泰西医士忽出奇，竟于腹内穷毫厘。一毡大如碗，空明如琉璃，双管储电气，输灌无休时。一人背毡立，一人执镜窥。镜中所见惟何物，为心为肝为肺脾。虽有重衾不能隔，遑论其内肤与肌……西人光学何神奇，电气用来无不妙。一点灵犀仗此通，何必燃犀方了了。倘教此法传人间，和缓仓公都拜倒。三部九候不须言，脉诀脉经皆可扫。扁鹊洞见症结未为难，华佗轻用刳割岂云巧？

俞曲园认为，这个西医仪器，可以使医和、医缓、扁鹊、华佗、仓公拜倒，"三部九候"诊脉法不需一用，甚至王叔和的《脉经》亦可不读。诗歌虽有夸大的艺术语言,但他对西医的拥护态度是确切的鲜明的。此事虽小,却反映了俞曲园思想不保守并有随时而进的因素在。

　　俞曲园研究中医文献不止此,比如,他坚决反对中药铺卖假药害人,多处以小学方法校勘医书,文繁不引。通过上述回顾,我们不要对《废医论》三字望文生训地推定他是反对中医的始作俑者,他不但不反对中医,而且在中医文献研究领域,作出了重要贡献。

第二章　章太炎先生论《黄帝内经》

章太炎(1869—1936),浙江余杭人,名炳麟,字枚叔。初名学乘,仰慕顾炎武(名绛)之为人,更名绛,别号太炎。以号行。近代著名民主主义革命家、思想家、小学家、著名学者。著作之富,等若海山,才大义高,臻俊抵极,学问渊博,堪称学海。健在时,为国内外推重数十载,其殁也,犹为后世敬仰思慕。太炎先生经学、史学、诸子、小学成就与贡献均有专著论及,唯医学之成就与贡献鲜为人知。1994年上海人民出版社《章太炎全集》第八集为太炎先生《医论集》,收集先生自1899年至1935年几乎所有医学论文,对研究太炎先生中医学术思想并借以观其全人具有重要意义。太炎先生研究中医最为推重《伤寒论》,他对《伤寒论》的文献考证与临床论述,见笔者《章太炎先生论〈伤寒〉》。太炎先生关于《伤寒论》的论述是研究中国医学史、中医文献史和中医临证的重要史料。本章重点研究太炎先生关于《黄帝内经》的研究与论述,名《章太炎先生论内经》。

太炎先生论《内经》资料见《章太炎全集》第八集、《猝病新论》(太炎先生弟子孙世扬于 1938 年以章氏国学讲习会名义出版《猝病新论》，收文 38 篇。1957 年人民卫生出版社更名为《章太炎医论》)、《苏州国医杂志》第十期《章校长太炎先生医学遗著特辑》、《制言》杂志、《新方言》亦有散见（如"腨，臂羊矢"条、"病能"条、"食佚"条)、《章太炎藏书题跋批注校录》之《郭雍〈仲景伤寒补亡论〉》、论《素问·厥论》条（罗志欢主编，齐鲁书社 2012 年版）等，《章太炎先生家书》亦偶及之。

一、《章太炎医学遗著特刊》的文献价值

《苏州国医杂志》初名《国医杂志》，民国二十三年春创刊，杂志封面题"民国二十三年三月三日呈请内务部登记"，民国二十四年该杂志刊登聘请太炎先生为苏州国医学校校长启示："聘请章太炎先生、谢利恒先生为名誉校长；添聘江苏省国医分馆馆长王硕如先生为校董。"太炎先生为《国医杂志》题写刊名为《苏州国医杂志》，并写校训"诚敬勤朴"，署名"章炳麟"，小篆体，横书，杂志特加十字铅字提示："太炎先生亲书本校校训。"民国二十五年太炎先生逝世，《苏州国医杂志》特编辑《章校长太炎先生医学遗著特辑》，陆渊雷、唐慎坊、王慎轩为特辑撰序。

陆渊雷序（节录）云："余杭章太炎，国学泰斗，文章巨宗，常以其绪余治医，既博闻强记，识见卓绝，而游其门，相与上下议论者，又皆一时之俊。是以每发一论，足令越人却步，仲景变色。予少壮以后，弃文学教读而业医。业医有年，始得亲炙先生。每进谒，先生辄引医论，竟日不倦，时聆精义妙理，则退而震惊，以为中医之发明家，前无古人。顾先生之家人亲属，偶撄小疾，辄外召医，不自与药，与药亦不

甚效。盖学问家之医学,固未可与临病之工较一日之短长也。学问家发明开创之所为,视临病之工,不啻云泥。而予何足以堪之。必也渊博深邃,冥悟精思,如章先生者,然后庶几耳。先生论医之文若干篇,及门谢诵穆尝裒集谋梓行,请于先生。先生汰去太半,仅存若干篇,将自点定。百六遭否,遽归道山,已失原稿所在。今王君慎轩,再裒集之,略以年月为次,不敢有所去取,悉校以寿梓。夫远西所谓学问家,穷毕生之力,仅乃立一义、创一术,其人已足千古。章先生经师硕学,医特其绪余耳。其论医之文,虽先生自视若有可汰,然其发前古之奥义,开后学之坦途,数十篇中,启特一义一术而已?嗟乎,先生往矣,后起谁继?序先生之书,不知涕泗之何从也!丙子七月,问业弟子川沙陆彭年渊雷拜序。"①"丙子"当 1936 年。太炎先生于 1936年 6 月 14 日溘然长逝,陆序成于七月间,距师逝或未足月也。尊仰深情,流溢字里行间。

　　唐慎坊序(节录)云:"先生讲医学,略谓太阳、阳明六经,不过一代名词,有如甲乙丙丁之类耳。又谈用抵挡丸之验,凡此皆见于篇中者也。先生提倡国医之念颇挚,慨允担任吾校名誉校长。泰山北斗,众望所归。今岁创建研究院,又慨允为院长。先生者,天下之大老也。吾校之荣誉为何如耶!不意遽归道山,国家失此导师,全国人士,惊走相告,同声悲叹!吾校之不幸,诚卑卑不足道矣!兹汇集先生平日关于医学讲演之辞,发挥之论,凡已发表于篇牍,而为医林所欲先睹为快者,集腋成裘,刊为专号,虽零纨寸缣之微,要大有裨于后学,世之有心于先生之道德文章

---

　　① 《苏州国医杂志》1936 年第十期,陆序,1 页。

而习岐黄家言者,庶几有所启发与。民国二十五年七月。唐慎坊谨序。"①

王慎轩序(节录)云:"立言不务高远,文辞不尚绮丽,但求有裨实用。章先生太炎,人第知其博闻强识,文章惊世,足以流传不朽。余谓此不知先生者也。先生之学问,惟精惟一;先生之怀抱,利国济民。岂仅在区区文字哉? 余羁迹吴下,徒负虚名。癸酉(1933)冬,奉先生召,谬承研询《中医心法》,始得亲炙道范。先生生平未尝学医,亦无暇深研医籍,聆其言论,于医理颇有心得,阐扬无遗。足见天地万物,浑然一体,非其真积力久,曷克臻此。先生任本校名誉校长,甫及三载,遽归道山,何胜痛悼! 兹搜辑关于医学遗著若干篇,以授剞劂。东鳞西爪,不足以述先生学问之万一。第在医言医,聊志敬仰,昭示来兹云尔。中华民国二十五年七月。古越王慎轩谨序。"②

三序载于《苏州国医杂志》第十期,中华民国二十五年夏季出版。

太炎先生逝世后,苏州国医学校立即编辑章太炎医学遗著特刊,收文 57 篇,凡五万余言,为其后章太炎医学论文集之编纂奠定基础。孙世扬 1938 年编辑章太炎《猝病新论》亦是在"特刊"基础上完成的。

王慎轩是苏州国医学校教师,与当时诸名医如余无言、沈仲圭、祝怀萱、秦伯未、曹颖甫、许半龙、陆渊雷、章次公、叶橘泉、谢利恒、谢诵穆都在该校供职,该校教师力量雄厚。慎轩先生说"(太炎)先生生平未尝学医,亦无暇深研医籍"③,其语不如实。太炎先生在"特刊"

① 《苏州国医杂志》1936 年第十期,陆序,3 页。
②③ 《苏州国医杂志》1936 年第十期,陆序,4 页。

《仲氏世医记》一文说,他曾拜余杭钱塘名老中医仲昴庭为师且随诊。
昴庭医术精湛,曾与薛宝田(1851—1885)晋京为慈禧治病,疗效显
著,受到嘉许。事见薛宝田《北行日记》。太炎先生在《仲氏世医记》
说,"取医经视之,余治经甚勤"。太炎出身中医世家,祖父章鉴是当
地名医。《光绪余杭县志稿·人物列传》云:"章鉴少习举业,以妻病
误于医,遍购古今医学书,研究三十余年","自周秦及唐宋明清诸方
书,悉谙诵上口","初仅为亲族治病,辄效","以家富,不受人饷糈,时
时为贫者治疾,处方不过五六味,诸难病率旬日起"。太炎先生之父
章濬,字轮香,承父业,精医。县志载:"生平长于医,为人治病辄效。"
他在《家训》中嘱子孙曰:"吾家世授医术,然吾未能工也。"兄章箴,尤
精医,师从仲昴庭先生。太炎先生说:"吾家三世皆知医,至君(箴)尤
精,其所师钱塘仲昴庭先生也。"①1935 年《实报丛刊》载文《现代中国
名人外史——章太炎》说:"太炎先生于学术,以小学、子书、医理,堪
称三绝。三绝之中,最喜谈医,尝谓平生心得在是。"弟子陈存仁《章
太炎先生医事言行》一文说:"余于民国二三年间,时往请益,亲炙愈
深,尝恭聆论学,滔滔不绝,如黄河远来天上,顺流而下,天地弗届,愈
谈精神愈旺,娓娓竟日无倦容。"②

　　《章校长太炎先生医学遗著特辑》载于《苏州国医杂志》第十期,
1936 年夏出刊,至今 80 年,人们很难见到。我们从"特辑"目录上可
以看到太炎先生研究中医学术之重点,可考其治医之概况。谨将目
录转录如下:

---

①　《太炎文录续编》卷四《伯兄教谕君事略》,转引自《章太炎全集医论集前言》,
3 页。
②　《存仁医学丛刊》第二卷,1953 年香港出版。

陆渊雷序

唐慎坊序

王慎轩序

一、医学讲演（序号为笔者所加）

1　《伤寒论》演讲辞

2　对本校学生演讲辞

二、医学论文

3　《伤寒》误认风温之误治论

4　论脏腑经脉之要谛

5　论诊脉有详略之法

6　论十二经与针术

7　论十二经开阖之理

8　论伤寒传经之非

9　温度不能以探口为据说

10　治温退热论

11　论肺炎病治法

12　阳明证变法与用麻桂二汤之正义

13　黄瘅论

14　论厥阴病

15　疟论

16　温病自口鼻入论

17　中土传染病论

18　论少阴病

19　论霍乱上

"特辑"目录除演讲词 2 篇外,临床论文 28 篇,通信序言 24 篇,考证文章 3 篇,凡 57 篇。其通信、序言亦皆涉及《伤寒》及临床。这些文章,显示一个共同特点:太炎最为信仰《伤寒》,以《伤寒》为诊病标的。民国十七年作《伤寒论辑义按·序》云"前世医经猥众,《汉志》录《黄帝内经》而外,又有扁鹊、白氏二家,益以《旁篇》二十五卷,而黄帝复有《外经》,是数者,仲景宜见之。按以五情归五脏,又以魂魄神智属之者,《素问》之恒论也。然又言'头者精明之府,头倾视深,神将

夺矣'，此为自相舛驳。而与《说文》思字从囟、远西以神识属脑者相
应。夫以一家之言，犹有同异，况于余家旁篇？仲景虽言撰用《素问》
《九卷》，然诸脏腑、经脉之状，仲景不明言，安知其必与《素问》《九卷》
同也……是故他书或有废兴，《伤寒论》者，无时焉可废也。观其纲领
病状，包五种伤寒，正治权变、救逆之术，靡有不备。违之分秒，则失
以千里。故曰：寻余所集，思过半矣。宜奉其文以为金科玉律。举而
措之，无不应者，故无以注释为也。"①按，《内经》非一人、一时、一地、
一家之言，当为以《内经》学派为主参合战国至秦汉时代别家观点的
医学文集。《汉书·艺文志》医经学派凡七家："《黄帝内经》十八卷，
《外经》三十七卷。《扁鹊内经》九卷，《外经》十二卷。《白氏内经》三
十八卷，《外经》三十六卷，《旁篇》二十五卷。医经七家，二百一十六
卷。"近年四川成都天廻镇出土大量竹简，经专家释文，可以确认乃扁
鹊学派医学文献，其中有些文句与《素问》同，如"风为百病之长"文句
始见《素问》，而为扁鹊学派吸收。太炎先生说："古之医经，今存者唯
黄帝书，而扁鹊、白氏悉亡，虽有会通之说，今则无以明也。"②扁鹊学
派竹简的发现，填补了医学史空白，可以从中分析它与黄帝学派互相
汇通之处。我们期待竹简释文的面世。《素问》将喜、怒、忧、思、恐五
种情志归于五脏，又将魂、魄、神、志亦归五脏，又言头为神明之府，意
指智慧出于头，这恰为不同学派医学观点同见一书之证。太炎先生
视《内经》为一家之作，似非当也。太炎先生认为《伤寒论》无互相牵
绊矛盾瑕疵。他在《中国医药问题序》一文中说："余于方书，独信《伤

①　《苏州国医杂志》1936 年第十期，74 页。
②　《章太炎全集·医论集》，《医术平议·平六气篇》，28 页。

寒》。其《杂病》之书，自《金匮》时复而下，率不敢一一保任!"①观"特辑"书目，论《伤寒》者居多可以为证。

1994 年 12 月上海人民出版社《章太炎全集》第八集将"特辑"文章、《猝病新论》38 篇文章以及 1910 年发表于日本《学林》第二册的《医术平议》以及发表于报刊的文章，全部收入，集太炎论医文章之大成，为研究太炎医学成就及其中医学术思想提供极大方便。

二、章太炎《内经》驳议多确论

"特辑"无专论《内经》之篇，论医方及治验中，时有论及《内经》者，驳议之辞较多。《章太炎全集》第八集《医论集》收文倍"特辑"。今从两书摘取"驳议"句段如下。"驳议"者，批评而申己见也。

（1）《答张破浪论医书》称《医术平议》之说为不得要领："惠书询以医事，不佞于此，未尝三折肱也。家门师友，专此者多，故颇涉其涯略。《学林·医术平议》一卷，昔年妄作，是时犹信《灵》《素》《甲乙》所论经脉流注，以为实然，故所论不能得要领。"②按，《医术平议》不见"特辑"，收《章太炎全书》第八集，作于日本东京，发表于《学林》。《章太炎年谱》（下）宣统二年（1910）年云："本年《学林》在日本出版。"于驳论之文，尤当静思慎考，得其智慧，切不可视太炎反对《灵枢》《素问》也。惟学深思深者，方有驳议切要之论。

（2）批评《素问》将奇经之分支误列为正经。《论脏腑经脉之要谛》云，冲脉为十二经五脏六腑之海，却将它列之于奇经，尤可怪者更

---

① 《苏州国医杂志》1936 年第十期，73 页。
② 《苏州国医杂志》1936 年第十期，52 页。

以奇经之分支列为正经,此乃以孽夺宗,《内经》之说误也。太炎云:
"《灵枢》云:冲脉者五脏六腑之海也,五脏六腑皆禀焉,其上者出于颃
颡,其说最核","而《素问》所云冲脉起于气街。气街在毛际两旁,为
少阴之大络"。《灵枢》称冲脉"其上者出于颃颡",而《素问》称"冲脉
起于气街",气街在"毛际两旁",这种表述显然互相矛盾。太炎先生
评述曰:"既知冲脉为十二经五脏六腑之海,而反列之奇经,更以其所
支分者为正经,此乃以孽夺宗,举罫目而遗纲纫也。"①

　　(3)《素问》《灵枢》《甲乙经》"三焦"定义各异,究为何物?太炎先
生民国十二年秋在杭州中医学校作报告,讲演词载于"特刊",名《伤
寒论演讲词》,云:"三焦属手少阳经,《内经》言'上焦如雾,中焦如沤,
下焦如渎',是象其形。又曰'三焦者,决渎之官,水道出焉',是指其
用。《难经》则谓'三焦者,有名无形。'试问三焦究有物否?"今之《内
经》家关于三焦释义亦异。太炎回答道:"大概即西医之所谓淋巴腺
者是。故《素问》称之曰'孤府'。总之,三焦是腺,似属可靠,故《内
经》谓为决渎之官。"②

　　(4)《伤寒论讲辞》称《灵枢》有臆想之言。"十二经脉之说,《内
经》云,'心合脉',又云'血皆属心',此义中西本无异论。但《内经》谓
脏腑各自有脉,外通手足,则与解剖实验者迥异。盖血之流行,由心
脏搏动,由大动脉出而分布各处,其头面手足之脉,与各脏腑原不相
干。如《灵枢》所说,手之三阴,从胸走手,足之三阴,从足走胸。手之
三阳,从手走头,足之三阳,从头走足者,则恐当时臆说之谈也。"《章

---

　　①　《苏州国医杂志》1936 年第十期,10 页。
　　②　《苏州国医杂志》1936 年第十期,2 页。

太炎全集·医论集》之《论三焦即淋巴腺》云："'焦'者，潐也，谓小水也。"又云："三焦为手少阳之府。《经》称'决渎之官'。"又云："《八十一难》以为原气之别使，所止辄为原。原即今源字，谓水源也。其内连脏腑者，是即内之水源也。膈上、膈下、脐下各有水源，略举位次，分而为三，所谓'上焦如雾，中焦如沤，下焦如渎'者也。其布在躯壳者，亦通言三焦。由今验之，三焦者，自其液言，则所谓淋巴液、淋巴腺；自其液所流通之道言，则所谓淋巴管。腺云、管云，犹血液之与脉管也。内之水源，即脏腑间之淋巴腺与管；外之水源，即肌腠间之淋巴腺与管也。"①

（5）章太炎称《内经》傅会五行，当置而不论。"置"者，放弃也。《致钱玄同论医书》写于日本东京，寄至湖州钱宅。云："医书大抵上取先唐，兼存两宋，金元明诸家著述，略不必观。明末喻嘉言、近世柯韵伯、徐忠可之书，是所应读。叶天士、吴鞠通浅薄之言，不足尚也。自唐以前旧籍，不过十部，《灵枢》《素问》，诚是元龟，所重乃在经脉出入，疾病转变，其傅会五行，但当置之。《八十一难》，虽是古书，而妖妄之言甚众，亦当取其一二。近道者唯《伤寒论》《金匮要略》，语皆精华，绝少傅会五行之语。审证处方，非是莫赖。方有不足，则取之《千金》《外台》诸书（所存六朝人方甚多）。然二书疏方甚众，议病太少，非先知《伤寒》《金匮》之义，亦不能用也。"②《章太炎全集》第八集《医论集》之《论中医剥复案与吴检斋书》又云："仆与余氏，往来频数，观其义，似以《伤寒》《金匮》《千金》《外台》为有用。而上不取《灵》《素》

---

① 《章太炎全集·医论集》，《论三焦即淋巴腺》，195 页。
② 《章太炎全集·医论集》，《致钱玄同论医书》，140 页。

《难经》，以其言脏腑血脉之多违也；下不取四大家，以其言五行之为辞遁也。以仆所身验者，汉唐两宋之术，固视金之为有效。若乃不袭脏腑血脉之讹，不拘五行生克之论者，盖独仲景一人耳①（《平脉》《辨脉》五行是其《金匮》发端，涉及淘汰未尽）"。

（6）太炎先生认为《内经·热病》日传一经之说不能成立。《伤寒论讲词》为 1923 年秋在杭州中医学校所作讲演词。太炎云："昔人谓少阴病必由太阳传入者，则由叔和序例日传一经之说误之。按日传一经，义出《内经》，而仲景并无是言。且阳明篇又云：阳明居中土，无所复传。可见阳明无再传三阴之理。更观太阳篇中，有云二三日者，有云八九日者，甚至有云过经十余日不解者，何尝日传一经耶？盖《伤寒论》全是活法，非死法。阳明无再传三阴之理，而三阴反借阳明为出路，乃即《内经》所谓中阴溜府之义也。且伤寒本非极少之病，亦非极重之病。仲景云，发于阳者七日愈，发于阴者六日愈。足见病之轻者，不药已可自愈，更可见伤寒为常见之病。若执定日传一经者为伤寒，否则非是，不独与本论有悖，且与《内经》所谓'热病者伤寒之类也'句亦有抵触矣！故六经传经之说，余以为不能成立。"②《论伤寒传经之非》再论《内经》《伤寒论》传经之说非。1924 年在《三三医报》发表此文，载于"特刊"。目前中医院校教学，仍以六经相传为主导观点。居今观之，太炎此文仍有重大指谬正讹意义。文如下：

　　《伤寒论》称：太阳病六七日、太阳病八九日、太阳病过经十
　　余日；又云：阳明中土也，无所复传；又云：少阴病得之一二日，少

---

①　《章太炎全集·医论集》，《论中医剥复案与吴检斋书》，323 页。
②　《苏州国医杂志》1936 年第十期，3 页。

阴病得之二三日。是伤寒非皆传遍六经,三阴病不必自三阳传致,更无一日传一经之说也。

　　叔和序例引《内经》以皮傅,后人转相师法,遂谓:一日太阳,二日阳明,三日少阳;四日太阴,五日少阴,六日厥阴。刘守真见世无其病,遂谓世无伤寒,一以温病概之。然如正阳阳明之非受传,少阴寒证之为直入,虽《活人》与成无己又不能有异言。柯氏《论翼》出,以为六经提纲,各立门户,而更豁然呈露矣! 乃近世言温病者,犹谓伤寒传经,温病不传经。又变其说为伤寒传足不传手,温病传手不传足;伤寒自足太阳至足阳明,温病自手太阴至手厥阴。夫使温病不涉足经,则脾胃肝肾皆不得受病,彼亦自知其难通也。至伤寒始足太阳,温病始手太阴说,则不能无辩矣①!

此文354字,言犹未尽,同年又写《论太阳病非局指太阳》畅论之,文载《章太炎全集》第八集,称:"《伤寒论》称太阳病六七日,太阳病八九日,太阳病过经十余日;又云:阳明中土也,无所复传。又云:少阴病得之一二日,少阴病得之二三日。是伤寒非传遍六经,三阴病不必自三阳传至,更无一日传一经之说也。""近代张令韶弥缝《素问》《伤寒论》之异,遂谓六经以气相传,非以病传。黄坤载、陈修园皆主之。……《素问》所述六日病象,目有所见,何得以气言之?"②六经病递传与否,是中医理论重大问题,太炎先生独抒己见,发覆而陈,中医学家当关注之。

----

①　《苏州国医杂志》1936年第十期,14页。

②　《章太炎全集·医论集》,《论太阳病非局指太阳》,200页。

（7）批判五运六气说。五运六气《素问》七篇大论尤多言之。太炎于1915年被袁世凯幽拘北京，时住钱粮胡同。致女婿龚未生信云："五运六气，徒令人厌笑耳。"《章太炎全集·医论集》收《论五藏附五行无定说》，称："自《素问》《八十一难》等以五脏附五行，其始盖以物类譬况，久之遂若实见其然者。然五行之说，以肝为木，心为火，脾为土，肺为金，肾为水，及附之六气，肝为厥阴风木，心为少阴君火，脾为太阴湿土，犹无异也。肺亦太阴湿土，肾亦少阴君火，则与为金为水者殊，已自相乖角矣……然则分配五行，本非诊治的术，故随其类似，悉可比附。就在二家成说以外，别为配拟，亦未必不能通也。今人拘滞一义，展转推演于脏象病候，皆若言之成理，实则了无所当，是亦可以已矣。"《五经异议》亦载五脏配五行之说，谓古文《尚书》"脾，木也；肺，火也；心，土也；肝，金也；肾，水也"，而今文《尚书》五行配五脏方式却是肝配木、心配火，脾配土，肺配金，肾配水。清末孙诒让《周礼正义》对古今文配伍不同引郑玄之说云："今医病之法，以肝为木，心为火，脾为土，肺为金，肾为水，则有瘳也。若反其术，不死为剧。"①《内经》五脏五行配伍之法是今文配伍之法。

太炎先生《论中医剥复案与吴检斋书》对五行配五脏之驳议尤为深刻简要。文如下：

检斋足下：

得某君中医剥复案，明中医不可废，是也。然谓中医为哲学医，又以五行为可信。前者则近于辞遁，后者直令人笑耳。禹之六府曰：水、火、金、木、土、谷。此指其切于民用者也。五行之官

---

① 《章太炎全集·医论集》，《论五脏附五行无定说》，187页。

曰：句芒、祝融、后土、蓐收、玄冥，亦犹今世有盐法、电气、河道之官，因事而施，亦切于民用者也。逮《洪范》所陈，亦举五行之性耳，生克之说，虽《洪范》亦无其文。尤在泾《医学读书记》举客难五行义，语亦近实。

在泾欲为旧说辩护，不得不文饰其辞，然亦可知在泾意矣。医之圣者，莫如仲景。《平脉》《辨脉》及《金匮要略》，发端略举五行事状，而他篇言是者绝少。今即不言五行，亦何损于中医之实耶！医者之妙，喻如行师，运用操舍，以一心察微而得之，此非所谓哲学也。谓其变化，无方之至耳。五行之论，亦于哲学何与？此乃汉代纬候之谈，可以为愚，不可以为哲也。且五脏之配五行，《尚书》古今文二家，已有异议。郑康成虽从今说，及注《周官·疾医》云：肺气热，配火；心气次之，配土；肝气凉，配金；脾气温，配木；肾气寒，配水。则犹从古说也。以此知五行分配，本非一成。犹之天之赤道、黄道，及月行之九道，近代变九道称白道，于测天之实，不相干也。某君所持论，似皆不足以驳余氏……五行之说，昔人或以为符号，久之妄言生克，遂若人之五脏，无不相孳乳，亦无不相贼害者。晚世庸医，藉为口诀，则实验可以尽废，此必当改革者也①。

《内经》驳议之重要观点如上。贤者视其大者。这些驳议都是关乎《内经》大问题。太炎驳议《内经》，不是否定《内经》；指出《内经》存有不足，不是反对《内经》，而是爱护《内经》，维护《内经》，表现的是对《内经》的大爱精神，与余云岫之对待《内经》是截然不同的两种心理、

---

① 《章太炎全集·医论集》，《论中医剥复案与吴检斋书》，323 页。

两种态度、两种结论。

三、章太炎先生关于《内经》的论述

太炎先生论《内经》文多散见《苏州国医杂志》第十期、《章太炎全集·医论集》,专论《素问》《灵枢》者仅一。下分"散论""专论"述之。

(一)《内经》散论十四说

(1)太炎先生对比中西医治验,谓中医疗效高于远西医学,日本医术远逊于中医。太炎先生1899年5月由台湾亡命日本横滨,1910年《学林》杂志在日本创刊,社址在东京小石川区小日向台町一丁目四十六番地。《学林缘记》称:"余杭章先生以命世之才,旅居不毛,赫然振董,思所以延进后生,求一二俶傥者与之通道……先生所为书,既章章有条牒矣,同人复请著《学林》,尽其广博,以诒逖近,先生则诺。且言一国之学,宜有十数大士,棋置州部,然后日给而德不孤。"《学林》每三月刊行一册,共刊行二册。第一册除《学林缘记》外,皆为太炎撰文,如《文始》《封建考》等文皆刊于第一册,署名皆为章绛。第二册发表《文始》续篇及《释戴》《非黄》及《医术平议》等文。《章太炎年谱长编》卷三宣统二年庚戌(1910)简介此文曰:"《学林》中另有医学论文《医术平议》,首为绪论,谓'余以浅昧,丁兹末流,精神遐漂,聊以医事乱思。伤外科之少效,念旧法之沉沦,以为黄帝雷公之言,多有精义,犹时有傅会灾祥者。精而不迂,其为长沙太守。'并取俞樾、郑文焯'二家之说,匡其违误,举其正则,为书四篇',即《平脉篇》《平六气篇》《平方药篇》(未完)。查章氏世传中医之学,对医案脉理时有札记,这是他较早的论医文篇。"文中多引《灵枢》《素问》时与远西医学对比,多为持平之论。云:

余宿尚方技，颇窥众家，闻有疑病，医师所不能疗，辄结轖无
与语。亦会道术衰微，西来奇法，投间而作。观其审辨脏腑，形
法较然，谓必有以愈于旧术。涉历少久，知其鲜效。若夫患疟疾
者，以几那致胀；若伤寒者，以却热结胸。微者为剧，剧者致死，
既数数见之矣！（以几那致胀者，腹胀则用理中及大小柴胡蜇；
肤胀则用越婢、防己、黄芪辈，可救者多。以却热结胸者，其势非
用白散不已。而此土医工，选耎者众，遂终于束手待毙。）五八之
际（按，太炎三十有九避难东瀛，故云五八之际），婴戚于天，负羁
东窜，延命海隅。东方医事，多本日耳曼法，自谓圆舆之上，位在
第二。

夫天覆地载，人居两间，谓之"第二"，实诩第一。自骄自傲，跃然
纸上矣！然而疗效，远逊中医。太炎先生云：

然有天行发斑，而医云豌豆创（旧称豌豆创，世俗称"痘"），
偶触风寒而以为发斑者。夏人游学，先后一二万人，时有小疴，
委身医院，瘳者绝少，而多不治自愈。去岁辽东有鼠疫。鼠疫
者，此土所谓鼠瘘。……中国、日本各遣医师治，远西术者设院
疗治，终以无救，捐瘠四万，医师二十余人死之。躬为病工，不能
使剧者愈，死者生，而顾咄嗟自毙，将所谓以身殉道者？非耶！
死有余责，乃归咎于防卫不周。医师之能，本在疗治，非专在防
卫也。防卫或疏，亦竟不能起废，其所谓技能者云何①？

太炎先生对比中西医治验，谓中医疗效高于远西医学。认为《灵
枢·经脉篇》的马刀侠瘿与鼠疫相类，可循胆足少阳经治之。中药循

---

① 《章太炎全集·医论集·医术平议》，上海人民出版社1964年版，16页。

足少阳经治疾之方与药甚多，方多可选，药多可择，不必专求鼠毒为治，"《灵枢·经脉篇》曰：'胆足少阳之脉，所生病者，腋下肿，马刀侠瘿。'然则治此当责少阳，不专求鼠瘘可知也"①。这种思维方法正是中医辨证施治的方法。这则评按，体现的是太炎对中西医两种医学理论两种治疗方法的比较研究，他的思想深处更加信仰中医，同时不没西医之长。

（2）称《黄帝内经》时有傅会灾祥者。太炎云："余以浅昧，丁此末流，精神遐漂，聊以医术乱思（按，'乱，治也'。章太炎《庄子解诂·内篇·逍遥游》'将旁薄万物，以为一世蕲乎乱'。自注：'乱，治也'）。伤外术之少效，念旧法之沉沦。以为黄帝雷公之言，多有精义，犹时有傅会灾眚者。精而不迁，其惟长沙太守。"②

（3）评《汉书·艺文志·方技略》四家之历史演变。四家指医经、经方、房中、神仙。太炎谓医出于巫，其后知巫事不足信，医巫始分。太炎先生云：

> 医之始，出于巫。古者，巫彭初作医。《移精变气论》曰："古之治病，可祝由而已。"《周礼》马医之官，以巫马名。其后智慧萌动，知巫事不足任，术始分离。其近于巫者，流而为神仙家；远于巫者，流而为医经、经方两家。……自扁鹊、秦和，医术已不附鬼神事。仲景、叔和张之，益以清理。独晋世葛洪、唐氏孙思邈，兼务神仙禁祝而传祝由者，至今不绝，然士大夫无信任者。巫与医皆出上古神圣，而今或信或不信，非今人好自用也。古之神圣，

---

① 《章太炎全集·医论集·医术平议》，上海人民出版社 1964 年版，17 页。
② 《章太炎全集·医论集·医术平议》，上海人民出版社 1964 年版，18 页。

其性偏智偏愚，以其偏智之性作医，以其偏愚之性作巫。审所取舍，固在后人而已。近世医术虽敝，假有扁鹊、仓公，固当跪拜求之。至于巫，虽巫咸、箕子复生，则与张角、寇谦之等夷耳。其外复有房中一家，初亦与医事近。而汉世有妇人媚道，术复近巫。及魏伯阳作《参同契》，传及唐宋，房中与神仙相厕，深讳其术，文之曰"性命双修"，斯皆巫蛊之伦，王政所绝①。

《汉志·方技略》是研究中国早期医学史重要文献，太炎以简洁语言分析四家产生、流变及房中家之禁绝，论及以扁鹊秦和为代表将医巫彻底分开，张仲景《伤寒杂病论》王叔和《脉经》进一步扫清巫术对医书的影响。孙思邈《千金翼方》卷二九、卷三〇列禁咒之术而士大夫等有文化者无信任者。这些论述对中国医学史之研究颇为有益。

（4）太炎先生云，《汉志》惟医经、经方家之书可用，需医经、经方并治，不可偏执其一，云：

《素问·五脏别论》曰："拘于鬼神者，不可与言至德。"然则方技可用，独医经、经方两家。生生之具，王官之守，无时焉可弃者也。前世大儒，自向、歆父子始录方技……百年以来，文学之士，惟孙星衍、张琦好言医。星衍辑录《神农本草》，最为近真，然其持论，颇欲执守古方，无敢增损，知经方不知医经，则以热益热、以寒益寒者多矣②。

（5）太炎先生考证中国古代有解剖术。《章太炎全集·医论

① 《章太炎全集·医论集·医术平议》，上海人民出版社1964年版，18页。
② 《章太炎全集·医论集·医术平议》，上海人民出版社1964年版，19页。

集·致钱玄同论医书》云：

> 至外人笑汉土医经不辨脏腑位置，如肝左脾右等说，《难经》
> 实发其嵩，《灵枢》《素问》尚无有也。解剖二字，即始见于《灵
> 枢》，王莽亦尚为之，而宋人亦有剖视罪人者。纵未尽谛，剖豕观
> 之，亦略近矣。

《医术平议·平脉篇》云：

> 《灵枢·经水篇》：天之高，地之广，非人力之所度量而至也。
> 若夫八尺之士，皮肉在此，外可度量切循而得之，其死可解剖而
> 视之。其脏之坚脆，腑之大小，谷之多少，脉之长短，血之清浊，
> 气之多少，十二经之多血少气，与其少血多气，与其皆多血气，与
> 其皆少血气，皆有大数。准此则古人所以知脉者，悉由解剖得
> 之。王莽得王孙庆，使太医尚方与巧屠共刳剥之，量度五脏，以
> 竹筵导其脉，知所终始。宋后废帝善诊，与徐文伯出乐游门，逢
> 一娠妇。帝与文伯所断有异，便欲使剖，天性好杀。杀杜延载、
> 杜幼文、沈勃，皆躬运矛铤，手自脔割。察孙超有蒜气，剖腹视
> 之。其刳视死人重囚者，讫唐宋犹有其事。故明堂、孔穴、流注、
> 虾蟆诸图传焉。今所见者，稍简有《素问》《灵枢》《八十一难》，最
> 详则《甲乙经》。及其用之，察俞穴以施九针，按动脉以求病本，
> 其术虽异，原于知脉则均[1]。

（6）批判郑文焯汉以前但言视病不明脉法谬说。太炎先生云：
"《素问·五脏别论》曰：恶于针石者，不可与言至巧。何者？针石既
废，则不求十二经根结起止，徒持寸口，有不知为手太阴者，其焉能识

---

[1] 《章太炎全集·医论集·医术平议》，上海人民出版社 1964 年版，20 页。

病情哉？郑文焯曰：汉以前但言视病，不及脉法。若然者，秦缓知晋
侯之疾在膏肓间，岂无缘而妄臆度之耶?"郑文焯（1856—1918），字俊
臣，号叔向，又号小坡，晚号大鹤山人。有《大鹤山房全集》传世。与
俞樾有交往，《春在堂文集》有俞樾与郑文焯往还信。郑文焯自学知
医，著有《医诂》一卷，为考据之作。有 1891 年平江梓文阁刊刻书带
草堂丛书本。"书带草堂"为郑文焯藏书室名。2014 年湖南科技出版
社、岳麓书社联合影印出版郑文焯《医诂》，南京中医药大学沈澍农教
授标点校注。太炎先生《医术平议》云："有郑文焯者，作《医诂》上下
篇，无所发明，独尊奉《千金方》。以实校之，先师虽言废医，其讥近
世医师专持寸口以求病因，不知三部九候，足以救时俗之违经，复
岐雷之旧贯，斯起医，非废医也。郑文焯虽素治医，乃云'古言视病
不言诊脉'，惟欲按病检方，而不察起病之本，是亦徒知经方不知医
经者。诚用其术，惧不可以应变，故特取俞、郑两家之说，匡其违误，
举其正则，为书四篇。"①则知《医术平议》有为而发也。太炎另有《医
诂眉批七则》，载《章太炎全集·医论集》，438—443 页，当与此段文字
合参。

　　（7）太炎先生总结《素问》切脉有两种方法，一为专主寸口，一为
遍诊三部九候。二者当并存，不可偏废。太炎《平脉篇》引《素问》云：

　　　《素问·经脉别论》曰："气口成寸，以决死生。"《五藏别论》
曰："气口何以独为五脏主？曰：胃者，水穀之海，六腑之大原也。
五味入口，存于胃，以养五脏气，气口亦太阴也。是以五脏六腑
之气味皆出于胃，变见于气口。"《脉要精微论》曰："尺内两旁则

① 《章太炎全集·医论集·医术平议》，上海人民出版社 1964 年版，19 页。

季胁也,尺外以候肾,尺里以候腹,中附上,左外以候肝,内以候膈,右外以候胃,内以候脾。上附上,右外以候肺,内以候胸中;左外以候心,内以候膻中。前以候前,后以候后。上竟上者,胸喉中事也。下竟下者,少腹腰股膝胫中事也。"然则《素问》切脉,故有二途。约则专主气口,广则三部九候,非后世变乱而然也①。

五脏六腑之气味出于胃,变见于气口,故能诊得病位病情。《素问·五脏别论》于气口诊病讲得较为清晰。而《素问·三部九候论》对三部九候诊法有扼要叙述,对三部九候法所候病性、病位、脉象疾徐、寒热变化等均有较详叙述,是古代三部九候论诊脉法理论表述与实践总结。《脉要精微论》文章较长,太炎引用其中一段文字,意在证明三部九候法未失也,俞樾称扁鹊的三部九候法失传,或后世尚存的三部九候法不是扁鹊之法为无稽之说。太炎肯定《素问·脉要精微论》是上古传下来的脉法,传授路径的关键人物是《史记·仓公传》的公乘阳庆:"扁鹊自言不待切脉,而阳庆传扁鹊之《脉书》"②,怎能说三部九候论已经失传了呢? 太炎《平脉篇》强调:"故三部九候者,治之正也"③,同篇又说:"要之,持脉之则,以三部九候为正。故曰:中部之候虽独调,与众藏相失者死。明专候寸口者,有时不可以决死生。先师发愤作《论》(按,谓《废医论》),以三部九候之术哗伤医师。于《周礼》可以匡《郑注》,……于方技可以得病情。名曰废医,乃使医术增进。"④称其师曲园"独其排摈常法,以专候寸口为非,斯则《素

---

① 《章太炎全集·医论集·医术平议》,上海人民出版社1964年版,22页。
②③ 《章太炎全集·医论集·医术平议》,上海人民出版社1964年版,20页。
④ 《章太炎全集·医论集·医术平议》,上海人民出版社1964年版,23页。

问》故固有二术。《灵枢·脉度》曰:'经脉者,常不可见,以气口知之。'脉之见者,皆络脉也。夫于三部九候之中,独取寸口者,以其独为经脉,与他络脉有殊。且百脉皆朝于肺,故手太阴之诊,独为近真。自非众脏相失及疑病难知者,专候寸口,亦可以得之矣。尝试论之,《素问》既列二法,而近世独诊寸口者,斯亦有故。一以卒病暴至,死不旋踵,专候寸口,犹惧不及疏方,若遍诊九候者,汤药未成,其人既绝矣。一以下部天人二候,乃在五里、箕门之分,地迫毛际,相距不过数寸,其为女子诊者,足厥阴虽改诊太冲,足太阴犹不可改易。是以一切废弃也。"太炎认为,俞樾、郑文焯对于三部九候及专候寸口二者"守其一隅,遂忘余部",在认识上发生偏执,应该加以揭示:"斯盖俞、郑之所未详,故揭著以示世",以免误导后世。

(8)太炎对五行与五脏有生克关系,持严厉批判态度。五行之于五脏,本非剀切之说,六气致病,乃至切之论。《医术平议·平六气篇》太炎先生云:

"医家所持,素有六气、五行之说,皆见《素问·阴阳大论》。六气风、寒、燥、湿、热、火(热即君火,火即相火),感于形躯,五脏六腑应之,此论病至切者也。五行之于脏腑,本非剀切,特拟议有相似者。校以六气,即实不过地、水、火、风四事。何者?热、火皆火(六气之火,亦或言暑,以言暑为得),寒水则水,风木则风。湿土燥金虽殊,言五行者,肺为金;言六气者,复以肺为太阴湿土;言五行者,胃为土;言六气者,复以胃为阳明燥金。此则燥湿有异,金土无别也……《素问》本以脏腑、经脉、荣卫出入传化求得病情,其涉及五行者,若诸病从横逆顺之类,皆先得效验,次举五行为符,非先悬举五行,然后责其效验。金元以降,医师拘于五行,转益傅会,其过弘多①。

"金元四大家皆好傅会五行,虽处方不无一得,而览之易入迷网之途。"②

(9)《素问》"七篇大论"论六气标本于医事最为切要,其论五行及司天在泉诸说,亦傅会之言。太炎先生云:

> 按六气之论,《天元纪大论》等七篇为详。此本不在《素问》,林亿以为《阴阳大论》之文,其间亦间涉五行,惟六气标木中见诸义,于医事最为切要。《伤寒论序》曰,"撰用阴阳大论",盖即取其六气之义,若其司天在泉等说,亦傅会耳③。

(10)《汉书·艺文志》方技类所载各家或有汇通之说,但已无法证明。太炎《医术平议·平六气篇》云:"古之医经,今存者唯黄帝书,而扁鹊、白氏悉亡,虽有汇通之说,今则无以明也。"④

(11)医经经方自古有别,《内经》详论病因,不涉汤剂,仲景叔和之书病因汤剂齐备,为辨证施治确立准则,为药味加减树标的。太炎先生云:

> 医经、经方,自古有别。《素问》《针经》《甲乙》《八十一难》诸书,其论病因则详,不及汤剂。孙思邈、王焘之书,汤剂备矣,而论病亦已阔疏。兼综之者,其唯仲景叔和耶。《平脉》所次,非独《伤寒》一端。《伤寒论》者,梁世名《辨伤寒》(见《隋书·经籍志》),与《张仲景方》异录。盖《金匮要略》为经方,《伤寒论》即兼

---

① 《章太炎全集·医论集·医术平议·平六气篇》,上海人民出版社 1964 年版,27 页。
② 《章太炎全集·医论集·致钱玄同论医书》,上海人民出版社 1964 年版,140 页。
③④ 《章太炎全集·医论集·医术平议》,上海人民出版社 1964 年版,28 页。

医经、经方二事。《脉经》亦略录方剂,书本医经,复兼经方之业。疾病之变万端,张(仲景)、王(叔和)虽贤,遍录则日不给。故《伤寒论》《脉经》者,犹法律之有名例,使人得准之而为加减者也。加减无法,则为毁则败度之言;不许加减,则不足以尽万变①。

(12)《素问·阴阳离合论》曰"太阳为开,阳明为阖,少阳为枢"及"太阴为开,厥阴为阖,少阴为枢"的确切含义是什么? 王冰有注而不易领会,太炎先生《论旧说经脉过误》对心(手少阴)、肾(足少阴)、脾(足太阴)、肺(手太阴)、肝(足厥阴)、膻中(手厥阴)、三焦(手少阳)、胆(足少阳)、膀胱(足太阳)、小肠(手太阳)、胃(足阳明)、大肠(手阳明)十二脏腑的开阖枢作了简洁平易的解说:

　　问曰:《素问》称三阳之离合也:"太阳为开,阳明为阖,少阳为枢";三阴之离合也:"太阴为开,厥阴为阖,少阴为枢",何谓也? 答曰:萦绕于人之一身,使营养不匮者,血与津液而已。空气、饮食,以助血液滋长,而皆自外至,所自有者,唯血与液也。手少阴心周注血脉而为枢,手少阳三焦挽输津液而为枢,由是言之,三阴之称枢、称开阖者,为血言;三阳之称枢、称开阖者,为液言。

　　心,手少阴也,以其筋力伸缩,使动脉、静脉贯注无已,是枢也。肾,足少阴也,分泌血中水液杂秽成尿,以注膀胱,而血得以鲜洁者返,是亦枢也。脾,足太阴也,分裂细胞以成白血,是开也。肺,手太阴也,以其呼吸,使血清洁而赤,是亦开也。肝,足厥阴也,处门脉、大静脉间,脾胃肠之血,自门脉而返,欲至大静脉之所,肝则间之,为其传舍,使其停蓄,故曰肝藏血,是阖也。

---

① 《章太炎全集·医论集·医术平议》,上海人民出版社1964年版,32页。

膻中，手厥阴也，横膈心、肝之间，使肝不得膨胀逆满以犯心，是亦阖也。三焦，手少阳也，取诸液以注静脉，亦取动脉而渗以为液，斟酌饱满，相与转注，是枢也。胆，足少阳也，胆汁下注小肠，使饮食易化，是亦枢也。膀胱，足太阳也，肾已分泌水液而为尿，膀胱泻之，是开也。小肠，手太阳也，转化滋味，以其液归下焦，以其渣滓下大肠为溲便，是亦开也。胃，足阳明也，受纳水谷，是阖也。大肠，手阳明也，传泻溲便，近于开矣。然大肠特能吸收水分，故津液不与溲便同下，是亦阖也。此举平人大齐言之，及其为病，则变动相涉者多，其为枢与开阖者，又不专为血与液也①。

(13) 批评郑文焯徒知经方不知医经，诚用其术，惧不可以应变。太炎先生写《医术平议》驳斥郑文焯云："郑文焯虽素治医，乃云古言视病不言诊脉，唯欲按病验方，而不察起病之本，是亦徒知经方，不知医经，诚用其术，惧不可以应变。"在《医故眉批七则》中又加批驳，"郑氏原文：'汉以前但言视病而不及脉法'"。太炎眉批："此说可笑。《素问》已有三部九候论，何得言不及脉法？史传虽多言视病，不详诊脉，彼本简略之辞，岂得执文为说？"②

(14) 太炎先生云，中土固有因菌致病之说，其说非始远西。《章太炎全集·医论集·论微生菌致病之说》云："微生菌者，远西近代所发明也。旧时或言微生虫，则中土亦有之。按诸书言五尸者，尸即虫耳。道书所谓三尸，本草所谓三虫、伏尸(三虫体大易见，三尸体小难

---

① 《章太炎全集·医论集·论旧说经脉过误》，上海人民出版社 1964 年版，192—193 页。

② 《章太炎全集·医论集·医故眉批七则》，上海人民出版社 1964 年版，442 页。

见,故谓之伏)谓指微生虫为尸,可证也……《素问·生气通天论》:
'风者,百病之始也。清静则肉腠闭拒,虽有大风苛毒,弗之能害。'苛
者,《说文》云:'小草也。'毒者,'害人之草也'。苛草与大风,大小相
对,害人之小草,其为微菌,确然无疑。《记·内则》:'疾痛苛痒'(苛,
疥也。名疥为苛,即以疥为微菌所成故尔。其后乃有'疴'字,直训为
病,音义实自苛来。《春秋传》称:苛,慝不作,其字尚作苛也。)《庄
子·至乐篇》:'俄而柳生其左肘。'凡木唯柳易栽,横插、直插,皆能
生。其所谓'柳'亦菌之异名质言。则肘发臃肿云尔。综上诸证,中
土固有因菌致病之说,特不以遍笼诸疾耳。"①

(二)《内经》专论一篇

太炎先生专文论《内经》者仅一见,题为《论素问灵枢》。文如下:

> 《素问》《灵枢》《八十一难》所说脏腑部位、经脉流注,多与实
> 验不相应,其以五行比傅者,尤多虚言,然遂欲弃如土苴则不可。
> 其言脏腑经脉最妄者,如以手足分十二经,谓自与脏腑相连,与
> 心合脉、冲脉为十二经之海之义自相伐;以任脉上至咽喉,上颐
> 循面入目,与任脉通能有子之义自相伐,其余则得失参半焉。若
> 夫表里相应,与为开、为阖、为枢之说,临病验之,奄然如合符?
> 而说病机传变,针药疗治,多由实验。是故其精者一字千金,其
> 谬者粪土之不若。舍瑕取瑾,在医师自择耳。

> 仲景书不说经脉流注,《伤寒·太阳篇》有传经、再经之语,
> 柯氏以为"经"指经界,不指经脉。实则"经"有多义,本非以一端

---

① 《章太炎全集·医论集·论微生菌致病之说》,上海人民出版社1964年版,
450页。

尽也。五行之说,《脉法》及《要略》中时一见之,要其识病处方非以此为准臬,所以异于虚言。金元诸家喜以五行笼罩,正与仲景相反。要之,六气可凭,五行、五运不可据也。

远西医术,解剖至精,其治脏腑积聚,胜于中土,而客邪时病,则不逮中同土甚远,若夫上病下取、下病上取、中病旁取,与夫和、取、从、折、属诸法,域中技术,斯为善巧。西方虽有远达疗法,然工拙相悬矣。

《黄帝内经》之名,本出依托,宋人已知为七国时作。今案,《素问·宝命全形论》:"故针有县布天下者五,黔首共餘食(新校正云:全元起本'餘'作'饱',略从之。),莫之知也。"始皇更名民曰"黔首"。或有所承,要必晚周常语。《礼记·祭义》:"明命鬼神,以为黔首。"则亦七国人书也。观"饱"字之讹为"餘",则知本依古文作"餯",故识者知为"饱",不识者误为"餘",是知《素问》作于周末,在始皇并天下前矣。《灵枢》旧称《九卷》,亦曰《针经》,亦曰《九灵》。黄以周云:"《素问·针解篇》之所解,其文出于《九卷》,新校正已言之。"又《方盛衰论》言:"合五诊,调阴阳,已在《经脉》。《经脉》即《九卷》之篇目,王注亦言之。则《素问》且有出于《九卷》之后者矣。"黄说甚确。由今案验,文义皆非淳古。《灵枢》前乎《素问》亦不远也。(林亿校《素问》云:"《灵枢》今不全。"《宋史·哲宗纪》元祐八年诏颁高丽所献《黄帝针经》于天下,则是时始有全帙也。今本乃绍兴中史崧所进,自言"家藏旧本",盖即林亿所见残帙而以高丽所献补完尔。)①

---

① 《章太炎全集·医论集·论素问灵枢》,上海人民出版社 1964 年版,286—287 页。

此文撰于 1924 年,凡 895 字,文字虽短,不啻一篇大论文也。文分四段,前三段大意在散论中已有表述,第四段考证《黄帝内经》成书时代,为本文重点,基本观点是《内经》"作于周末,在始皇并天下前"。

(三) 章太炎关于《内经》成书时代之论述

(1) 太炎先生认为《内经》成于周末,《灵枢》略早于《素问》。

"周末"指战国七雄秦、楚、齐、燕、韩、赵、魏混战时期。公元前 380 年七雄局面正式形成,公元前 221 年秦统一全国,秦王嬴政定尊号为"皇帝",自为始皇帝,统一度量衡、车同轨、书同文,更民之名曰"黔首",战国时代结束。太炎之意谓《内经》成书于秦统一天下之前。《医术平议》又谓"《八十一难》《素问》同出黄帝,周秦间诸良工述其大要,参以论难"①,当以《论素问灵枢》说为是。太炎先生使用的是文字考证法。"飽"字古文形体作"𩜫",为东方六国文字,"是知《素问》作于周末"。

人们习知称黎民为"黔首"出于秦始皇,事载《史记·秦始皇本纪》,许慎《说文解字》亦载之,鲜知"黔首"为晚周常语。《广雅》:"黔首,氓,民也。"王念孙《疏证》云:"黔首者,《说文》:秦谓民为黔首,谓黑色也,周谓之黎民。《史记·秦始皇本纪》'更名民曰黔首'。按,《祭义》云'明命鬼神以为黔首',则郑注:'黔首谓民也。'《魏策》云:'抚社稷,安黔首。'《吕氏春秋·大乐篇》云:'和远近,说黔首。'《韩非子·忠孝篇》云:'古者黔首悗密蠢愚。'诸书皆在六国未灭之前。盖旧有此称,而至秦遂以为定名,非始皇创为之也。"②则"黔首"乃战国

---

① 《章太炎全集·医论集·医术平议》,上海人民出版社 1964 年版,22 页。
② 《广雅疏证》卷四上《释诂》"黔首"条。

常语,《素问·宝命全形论》成于战国有征矣！清姚际恒《古今伪书考》云,"予按其中言黔首,当是秦人作",当以王念孙、章太炎所说为是。

古文"饱"字通行东方六国,秦灭六国,施行车同轨、书同文,以秦隶为文字主体,"饱"字之古文形体与秦隶有别,古文形体人鲜识之,故妄改为"餘",则称《宝命全形论》为战国时期作品较秦说为近实。1935年9月在章太炎先生主持下,出版《制言》杂志,《制言》第十期章太炎《与黄侃书》云:"求文字之根本,莫先于古文,故不得不尊;文字撰写谬误,亦莫甚于古文。"古文"饱"字讹为"餘",是其例。

以词语使用最早时代考证作品成文时代是学者常用手段。明末清初著名文字学家及中医学家傅山青主亦以古文字学考证《素问·移精变气论》成书时代。《移精变气论》"往古人居禽兽之间,动作以避寒,阴居以避暑,内无眷慕之累,外无伸宦之形",宋林亿于"伸"字下注云:"新校正云:按,全元起本'伸'作'臾(按,音gui,古文"贵"字)'。"傅山青主云,作"伸"非,乃古文"臾(gui)"字也①。"臾(gui)"见《说文解字》卷二草部"蕢"字的古文形体。"臾(gui)"与"宦"字组成双音词"贵宦",意为身份高贵的官宦,与上句"眷慕"正好构成对应之句。六朝齐梁全元起本《素问》尚作"臾(gui)宦",读者不识"臾(gui)"字而妄改为"申"字(按与"申"形近也),又改为"伸"字,以致"伸宦"一词终不可解。通过考证"伸宦"当作"臾(gui)宦",傅山认为《移精变气论》为战国作品。晚清训诂学家张文虎据《说文解字》"蕢"字之古文形体亦认为"伸宦"之"伸"当作古文"臾(gui)"字,见田晋蕃

---

① 北京国家图书馆珍藏傅山手批《素问·移精变气论》眉批。

《素问校证》①。傅山、张文虎、章太炎诸家以古文字学考证《素问》某些篇章成书于战国时代，结论可以接受，方法值得学习。

至于《灵枢》成书时代，太炎先生认为黄以周"《素问》且有出于《九卷》之后者"，"其说甚确"。黄以周云"《素问·针解篇》之所解，其文出于《九卷》，《新校正》已言之"。考《素问·针解篇》新校正云，"详自篇首至此，文出《灵枢经》，《素问》解之，互相发明也"，是《素问·针解篇》出于《灵枢》之后无疑也。黄以周又云，《素问·方盛衰论》"合之五诊，调之阴阳，以在《经脉》"之文出于《灵枢》，王冰注云："《灵枢经》备有调阴阳、合五诊，故引之曰以（已）在《经脉》也。《经脉》则《灵枢》之篇目也"。太炎先生申之曰："《灵枢》前乎《素问》亦不远也。"太炎先生注曰："林亿校《素问》云：'《灵枢》今不全。'《宋史·哲宗纪》：'元祐八年，诏颁高丽所献《黄帝针经》于天下。'则是时始有全帙也。今本乃绍兴中史崧所献，自言家藏旧本，盖即林亿所见残帙，而以高丽所献补完尔。"太炎先生这里讲的是《灵枢》版本史，这段文字对研究《灵枢经》版本失而复得具有非常重要的意义。文虽简，含义丰。笔者非常钦仰太炎先生讨源纳流、磅礴贯通的学术功力。谨对《灵枢》版本史略加补充申述。

北宋校正医书局列有《灵枢》校订计划，当时全国所存《灵枢》尽为残帙，无法校定。《素问·调经论》林亿注："按今《素问》注中引《针经》者，多《灵枢》之文，但以《灵枢》今不全，故未得尽知也。"太炎先生所引"灵枢今不全"，出此。太炎先生读古书，经文古注同时细读。目光如电，罅漏毕照。综合全书，贯穿错综而考之，这是古今大师人才

---

① 田晋蕃：《素问校证》，手抄本，藏中国中医科学院图书馆。

成功之一端。《素问》古注今存最早者是唐中期王冰注。太炎先生读书方法,于此可窥一斑。太炎先生主编的《制言》半月刊第二十五期《记本师章公自述治学之功夫及志向》一文记录太炎先生对黄侃、钱玄同、汪东、诸祖耿诸弟子谈治学方法,诸祖耿整理成文。太炎先生说:"余常谓学问之道当以愚自处,不可自以为智,偶有所得,似乎为智矣,尤须自视若愚。古人谓既学矣,患其不习也;既习矣,患其不博也;既博矣,患其不精也。此古人进学之方法也。大抵治学之士,当如童蒙,务于所习,熟读背诵,愚三次,智三次,学乃有成。弟辈尽有智于余,功夫正需尔也。"《制言》第二十五期太炎先生《自述学术次第》又云:"夫学问不在大小,要能精审,则可以成天下之亹亹者。自百公技艺之微,所诣固有高下殊绝者,大方之粗疏,或不如小物之精理矣。"这里既有治学方法,更有治学精神,治学精神之高下,决定治学成就之高低。

(2)章太炎称《灵枢》全帙从朝鲜半岛回归大宋。沿循太炎先生治学思路,谨对《灵枢经》从朝鲜半岛回归大宋的过程略加考证,对太炎先生之说证成之。

寻找完整的没有残缺的《灵枢经》,是北宋朝廷一直关注的事情。《高丽史》卷一〇载,高丽度节使李资义出使北宋,宋仁宗向高丽使求书。《高丽史》卷一〇载有此事:

> 丙午,李资义等还自宋。奏云:帝闻我国书籍多好本,命馆伴书所求书目录授之。乃曰:虽有卷第不足者,亦需传写附来。

文中的"丙午",指 1091 年 6 月 18 日。

高丽宣宗大安八年(1092)十一月高丽使节出使中国,进呈书目中有如下中医书目:

《古今录验》五十卷

《张仲景方》十五卷

《黄帝针经》九卷

《九墟经》九卷

《小品方》十二卷

《陶隐居效验方》六卷

其中《黄帝针经》九卷、《九墟经》九卷之目，卷数相同。《九墟经》与《灵枢经》是同一部书的两个不同名称，曾分别流行。《九墟经》在我国已经亡佚。《灵枢·经别第十一》"或以诸阴之别皆为正也"十字，《甲乙经》卷二第一下林亿等校注云："《九墟》云：'或以诸阴之别皆为正也'"，证明《灵枢经》与《九墟经》是同一部书，仅是书名不同罢了。《黄帝针经》九卷与《九墟经》九卷曾同时流传高丽。

高丽此次进献《黄帝针经》九卷，要求购买中国书籍。下面引证史料说明之。

史料一，《宋史》卷十八《哲宗纪》：

元祐八年正月庚子(1093年1月23日)："诏颁高丽所献《黄帝针经》于天下。辛亥，礼部尚书苏轼言，高丽使讫买历代史及《册府元龟》等书，宜却其请。不许。省臣许之。轼又疏陈五害，极论其不可。有旨：书籍曾经买者听。"

苏轼不同意高丽用《黄帝针经》等书作为购买《册府元龟》及"历代史"(谓《资治通鉴》)。为此苏轼写有《论高丽买书利害札子三首》，见《苏东坡全集·奏议集》卷一三。苏轼说："除可令(高丽)收买名件外，其《册府元龟》、历代史本部未敢便令收买，伏讫朝廷详酌指挥。"又云："今来高丽使所欲买历代史册、《册府元龟》及敕式，讫并不许收买"。哲宗批示:"看详都省本为《册府元龟》及《北史》,一概令买。"

史料二,北宋末年江少虞,字虞仲,政和间(1111—1118)进士,著《宋朝事实类苑》卷三一《藏书之府》条说:

> 哲宗时(1086—1100),臣僚言:"窃见高丽献到书,内有《黄帝针经》九卷。据《素问序》称:《汉书·艺文志》黄帝内经十八卷。《素问》与此书各九卷,乃合本数。此书久经兵火,亡失几尽,偶存于东夷。今此来献,篇帙具存,不可不宣布海内,使学者诵习。伏望朝廷详酌,下尚书工部,雕刻印版,送国子监依例摹印施行。所贵济众之功,溥济天下。"有旨:"令秘书省选奏通晓医书者三两员校对,及令本省详定讫,依所申施行。"

史料三,南宋王应麟(1223—1296)《玉海》卷六三:

> 元祐八年,高丽所献书有《黄帝针经》。正月庚子,秘书监王钦臣请宣布,俾学者诵习。

史料四,《续资治通鉴》卷四八〇载:

> 元祐八年正月,工部侍郎权秘书监王钦臣言:高丽献到书内有《黄帝针经》,篇帙俱存,不可不宣布海内诵习,乞依例摹印。诏令校对讫,依所请。

史料五,《续资治通鉴》卷八二载:

> 元祐八年正月庚子,诏颁高丽所献《黄帝针经》于天下。二月辛亥,高丽遣使买历代史及《册府元龟》等书。礼部尚书苏轼言宜却其请。省臣许之。轼又疏陈五害,且曰:汉东平王请诸子及《太史公书》,犹不肯予;今高丽所请,有甚于此,其可予乎?诏:书籍曾经买者听。

诏书同意高丽购买这些书籍,驳回苏轼上书。

北宋元祐八年正月宋哲宗诏令选择两三名文医兼通之士校勘《黄帝针经》，不久刊行。此次校勘比较简略，不像嘉祐年间校正医书局校勘《素问》那样详尽仔细。现在流行的《灵枢经》就是在高丽进献本基础上简加校勘音释刊行者。

史崧，南宋初人，他在《灵枢序》中说："恨《灵枢》不传久矣……参对诸书，再行校正，家藏旧本《灵枢》九卷，共八十一篇，增修音释，附于卷末，勒为二十四卷。"此序写于南宋绍兴乙亥（1155 年），则《灵枢》史崧本于 1155 年刊行。

史崧本为《灵枢经》之流传奠定基础。原刻久已不存，元明据史崧本翻刻，《灵枢》乃未失传。

太炎先生云，"今本乃绍兴中史崧所献，自言家藏旧本，盖即林亿所见残帙，以高丽所献补完尔"，此语所据史料，出自上述文献。人们常说，太炎先生文章非常简洁，而蕴含的内容十分丰富。我想，这与太炎先生很少直接引用原始文献，而将原始文献的精神化为他自己的语言，用他自己的文风表达出来密切相关。另外，太炎先生写文章，与注意删却浮词也很有关系。用语言学的术语来说，某些副词、形容词，能不用就不用。

（3）《内经》成书时代古音学之考证。

太炎先生认为《内经》成书于战国时代，本文从"行""明""风"三字韵部转变上证成太炎先生之说。

《内经》包括《素问》九卷，《灵枢》九卷，共十八卷（唐王冰分《素问》九卷为二十四卷八十一篇，南宋绍兴间史崧分《灵枢》九卷为二十四卷八十一篇，取法王冰也）。《内经》十八卷的成文时代，从古音学角度考察，基本成于战国。太炎先生用古文字学考证《素问》成于周末,《灵枢》又前乎《素问》一些时间,这些考据很精辟,均可信赖。但是《内经》还有一些篇章不成于战国,而成于汉代。下简说之。

"行""明""风"三字韵部的转变带有判断作品时代之意义。

第一,"行"字由古韵阳部转为耕部之考证。

"行"字是段玉裁第十部字,古音学家都注意"行"字韵部的转变,在判断作品时代性上,"行"字韵部的转变极有启发。段玉裁在《六书音均表》第十部"古本音"说:"行声在此部。《诗》卷耳、击鼓、雄雉、北风、载驰、氓、大叔于田、有女同车、丰、汾沮洳、鸨羽、秦黄鸟、秦无衣、七月、东山、鹿鸣、六月、沔彼流水、十月之交、大东、北山、车辇、何草不黄、大明、緜、公刘、荡、崧高、天作、敬之三十二见,《易》四十六见。今兼入庚映。"《诗》三十二见,《易》四十六见,皆在阳部,其音为 hang,后世转入个耕庚韵("耕"与"庚"都在阳部见纽平声,读音相同,古音学家或称耕韵,或称庚韵,或称庚耕韵,意义相同),读音为 xing。段云"今兼入庚映韵"(按,"映"字亦在阳部),"今"者,指《广韵》也,谓《广韵》收在庚韵和映韵。顾炎武《音学五书》对"行"字由阳韵转入耕庚韵有详考。顾氏《诗本音》卷一《葛覃》"置彼周行"注:"考行字《诗》凡三十二见,《书》三见,《易》四十四见,《左传》一见,《礼记》三见,《孟子》一见,《楚辞》十三见,并户郎反(hang)。其行列之行,行止之行,五行之行,同是一音。后人误于十二庚韵再出"(见《音学五书》,中华书局 1982 年版,第 57 页,周祖谟序)。《音学五书·唐韵正》云:"行,今音户庚切(xing)","古音杭",如《尚书·泰誓》:"谓己有天命,谓敬不足行,谓祭无益,谓暴无伤。厥鉴惟不远,在彼夏王。"行古音在阳韵,其例甚多。顾炎武为了论证"行"字在先秦时代末皆读"杭"音,属于古韵阳部字,他几乎读遍先秦至汉末经传子史所有书籍,发现一个共同的规律——都读为"杭"音,举出 385 条例证,准确引证原文,使读者自然而然得出结论——"古音杭",属于阳部字。引证这么丰富的文献证据去证明一个字的读音,这是一种什么精神?这是科学的精神,这是实事求是的精神,这是探索科学奥秘的精神,这是开山采铜开拓未来的精神。读者读这些文献资料,无不为之震撼。段玉裁说,他读《音学五书》为之"惊怖"。段氏得其治学精神,学其治学方法,研究古韵十七部,亦多统计某字出现次数。顾炎武的这种开山取铜的精神与方法,非常值得学习。他在《顾亭林文集》里说,有一位朋友问:《日知录》您今年又写了几卷?顾炎武回答:只写了几条。有的人写作,好有一比,把收集来的旧铜钱舂碎铸造新钱,新铸的铜钱不但不能用,还把旧铜钱糟蹋了;我写作好比开山取铜,虽然费时费力,但是增加了新铜。顾炎武的著作,都是新开采出来的新铜。这种治学精神,为整个清代所有学者治学写作指明了方向与方法。钱大昕在《十驾斋养新录》里说"无慕虚名,勤修实学"是对顾炎武治学精神的继承和概括。

顾炎武通读《灵枢》《素问》,把大部分"行"字属于阳韵读音为"杭"者加以采录,今全引如下,每条例句之首增加序号,以便阅读:

①《素问·标本病传论》:"知标本者,万举万当,不知标本,是谓妄行(hang)。"

②《疏五过论》:"外为柔弱,乱至失常,病不能移,则医事不行(hang)。"

③《灵枢经·九针十二原篇》:"刺诸热者,如以手探汤,刺寒清者,如人不欲行(hang)。"

④《师传篇》:"余闻先师,有所心藏,弗著于方。余愿闻而藏之,

则而行(hang)之。"

⑤《五乱篇》:"清气在阴,浊气在阳,营气顺脉,卫气逆行(hang)。"

⑥《阴阳系日月篇》:"此天地之阴阳也,非四时五行(hang)之以次行(hang)也。"

⑦《病传篇》:"诸方者,众人之方也,非一人之所尽行(hang)也。"

⑧《天年篇》:"营卫之行(hang),不失其常,呼吸微徐,气以度行(hang),六腑化谷,津液布扬,各如其常。"

⑨《忧患无言篇》:"何道之塞,何气出行(hang),使音不彰,愿闻其方。"

⑩《邪客篇》:"离而入阴,别而入阳,此何道而从行(hang),愿尽闻其方。"

⑪《官能篇》:"言阴与阳,合于五行(hang),五脏六腑,亦有所藏,四时八风,尽有阴阳,各得其位,合于明堂。"

⑫《官能篇》:"寒入于中,推而行(hang)之,经陷下者,火则当之。"

⑬《官能篇》:"各得其人,方乃可行(hang),其名乃彰;不得其人,气功不成,其师无名。"

⑭《痈疽篇》:"阴阳已张,因息乃行(hang)。"

顾氏共引《灵枢》《素问》"行"(hang)字属于阳部者,凡十四例,但是《内经》之"行"字亦有属于庚韵读为 xing 音者,顾炎武认为,"行"字从阳部转入庚部,始于西汉初。他说:"按行(hang)字,汉以上唯《淮南子·说林训》'兔丝无根而生,蛇无足而行(xing),鱼无耳而听,蝉无口而鸣',然后入清青韵。后汉则曹昭《东征赋》'惟永初之有七兮,余随子兮东征,时孟春之吉日兮,撰良辰而将行(xing)',其始变也。今人以行止之行音户耕反(xing),行列之行音户郎反(hang),不知行本音户庚反(hang)。庚音冈,户庚即户郎也。又观《史记》、《六韬》、《灵枢经》、《淮南子》、《鹖冠子》、《文子》、陈思王《夏桀赞》、《黄庭经》,则五行之行亦音杭。故太行山古名五行之山,其无异音可知"(见《音学五书》,中华书局1982年版,第294页)。

"行"字转入庚韵,西汉见《淮南子·说林训》,他书未见,自东汉末"行"字乃多转入庚韵,读为"xing"音。笔者从《内经》中寻找出之"行"转入庚耕之例如下:

①《素问·八正神明论》:"月始生(庚),则血气始精(庚),卫气始行(xing庚)。"

②《素问·离合真邪论》:"因不知合之四时五行(xing庚),因加相盛,释邪攻正(庚)。"

③《素问·评热病论》:"腹中鸣(庚),身重难以行(xing庚)。"

④《素问·针解篇》:"义无邪下者,欲端以正(庚)也;必正其神者,欲瞻病人目制其神,令气易行(xing庚)也。"

"行"字转入耕庚韵读为 xing 音者(庚韵又称耕韵),广泛见于《七篇大论》。

其例见下:

①《素问·气交变大论》:"收气不行(xing庚),长气独明(庚),雨水霜寒,上应辰星(庚)。"

②《素问·气交变大论》:"岁木不及,燥乃大行(xing庚),生气失应,草木晚荣(庚)。"

③《素问·气交变大论》:"岁火不及,寒乃大行(xing庚),长政

不用（庚），物荣而下，凝惨而甚，则阳气不化，乃折荣美，上应辰星（庚）。"

④《素问·气交变大论》："岁土不及，风乃大行（xíng 庚），化气不令（庚），草木茂荣（庚），飘扬而甚，秀而不实，上应岁星（庚）。"

⑤《素问·气交变大论》："岁金不及，炎火乃行（xíng 庚），生气乃用（庚），长气专胜，庶物以茂，燥烁以行（xíng 庚），上应荧惑星（庚）。"

⑥《素问·气交变大论》："岁水不及，湿乃大行（xíng 庚），长气乃用（庚），其化乃速，暑雨数至，上应镇星（庚）。"

⑦《素问·五常政大论》："敷和之纪，木德周行（xíng 庚），阳舒阴布，五化宣平（庚）。"

⑧《素问·五常政大论》："白起金用，草木眚（庚），喘呕寒热，嚏鼽衄鼻窒，大暑流行（xíng 庚）。"

⑨《素问·五常政大论》："治温以清（庚），冷而行（xíng 庚）之。"

⑩《素问·六元正纪大论》："天气急，地气明（庚），阳专其令（庚），炎暑大行（xíng 庚）。"

⑪《素问·六元正纪大论》："五之气，春令反行（xíng 庚），草乃生荣（庚）。"

⑫《素问·六元正纪大论》："草木浮烟，燥气以行（xíng 庚），霿雾数起，杀气未至，草木苍干，金乃有声（庚）。"

⑬《素问·至真要大论》："咳喘有声（庚），大雨时行（xíng 庚）。"

⑭《素问·至真要大论》："以所利而行（xíng 庚）之，调其气使平（庚）也。"

⑮《素问·至真要大论》："逸者行（xíng 庚）之，惊者平（庚）之。"

通过"行"字韵部演变的考察，可以作出如下结论：

甲、"行"字从先秦至汉初刘安（公元前 179—前 122）《淮南子·说林训》之前，属于阳部字，读音为"杭"，顾炎武以 385 条文献例证论证之，确切可信，绝无疑义。

乙、"行"字从阳韵向耕韵演变是一个漫长的过程，东汉有不少"行"字转为耕部字，读音为 xing。

丙、《内经》的"行"字主要为阳部字，读音为"杭"，读为耕部者（xing）甚少。反映《内经》主要成书时代为先秦；有少数读为耕韵者，当是汉人补充润色之笔。明顾从德之父顾定芳说："今世所传《内经·素问》即黄帝之《脉书》，广衍于秦越人、阳庆、淳于意诸长老，其文遂似汉人语，而旨意所从来远矣。"（《素问·跋》）按，《脉书》今不可考，顾定芳认为《素问》是战国时期作品，经过战国之末西汉之初大医增补润色，其说平实可信。

丁、《素问》"七篇大论"为东汉之作。

第二，"明"字由古韵阳部转为耕部之考证。

"明"字属于段氏第十部（阳部）。段玉裁在《六书音均表》"古本音"下注云："明声在此部。《诗》鸡鸣、东方未明、小雅黄鸟、大东、楚茨、信南山、甫田、大明、既醉、民劳、板、荡、烝民、执竞、敬之、有駜，十六见，《书》一见，《易》十五见，今入庚。""今"者，《广韵》也。"明"字《广韵》武兵切（ming）。顾炎武《唐韵正》卷五"明"字条云"古音谟郎反（miang），今以字母求之，似当作弥郎反（miang）。""明"是三等字，作弥郎切是。为了证明先秦时代"明"字属于阳部字，读音为弥郎反（miang），他博览这一历史时期几乎所有著作，举出 285 条例证，使人不能不相信"明"字在先秦时代的读音是弥郎反（miang）。顾炎武不但考证"明"字在先秦时代的读音,而且还考证"明"字从什么时代开始演变为庚部字而读为武兵切(ming)。他根据大量文献资料,认为从汉代初年"明"字开始由阳部韵转入庚部,见王褒《四子讲德论》、班婕妤《自悼赋》及班固《汉书序传》,《内经》则从《四气调神大论》开始转变。顾炎武说:"按,'明'字自《素问·四气调神大论》'秋三月,此谓荣平。天气以急,地气以明(ming)。早卧早起,与鸡俱兴。使志安宁,以缓秋刑。收敛神气,使秋气平。无外其志,使肺气清',始杂入平清等字为韵。"这段文字,明字与庚韵的平、宁、刑、清押韵,显示"明"字已转入庚韵,读为武兵切(ming)了。顾炎武认为《四气调神大论》为汉初作品。

《唐韵正》列举《素问》《灵枢》读为先秦古音弥郎切(miang)的例子如下。今于每例前加序号,韵脚字加上韵部名称,以便醒目。

①《素问·生气通天论》:"阳气者,若天与日,失其所则折寿而不彰(阳),故天运当以日光明(miang 阳)。"

②《阴阳应象大论》:"天不足西北,故西北方阴也,而人右耳目不如左明(miang 阳)也;地不满东南,故东南方阳(miang 阳)也;而人左手足不如右强(阳)也。"

③《六节藏象论》:"五气入鼻,藏于心肺,上使五色修明(miang 阳),音声能彰(阳)。"

④《著至教论》:"别而未能明(miang 阳),明而为能彰(阳),足以治群僚,不足治侯王(阳)。愿得受天之度,四时阴阳(阳),合之列星辰,与日月光(阳),以彰经术,后世益明(miang 阳)。上通神农著至教,疑于二皇(阳)。"

⑤《示从容论》:"今夫脉浮大虚者,是脾气之外绝,去胃外归阳

明（miang 阳）也；夫二火不能胜三水，是以脉乱而明（miang 阳）也。血泄者，脉急血无所行（阳）也，若夫以为伤肺者，由失以狂（阳）也，不引此类，是不知明（miang 阳）也。"

⑥《疏五过论》："诊病不审，是谓失常（阳），谨守此治，与经相明（miang 阳）。上经下经，揆度阴阳（阳），奇恒五中，决以明堂（阳）。审于终始，可以横行（阳）。"

⑦《方盛衰论》："脉动无常（阳），散阴颇阳（阳），脉脱不具，诊无常行（阳）。诊必上下，度民君卿（阳）。受师不卒，使术不明（miang 阳）。不察逆从，是为妄行（阳）。持雌失雄，弃阴附阳（阳）。不知并合，诊故不明（miang 阳）。传之后世，反论自彰（阳）。是以诊有大方（阳），坐起有常（阳）。出入有行（阳），以转神明（miang 阳）。"

⑧《灵枢经·终始篇》："凡刺之道，气调而止，补阴泻阳（阳），音气益彰（阳），耳目聪明（miang 阳）。反此者，血气不行（阳）。"

⑨《外揣篇》："五音不彰（阳），五色不明（miang 阳），五脏波荡（阳）。"

⑩《阴阳二十五人》："余愿得而明（miang 阳）之，金匮藏（阳）之，不敢扬（阳）之。"

⑪《大惑论篇》："是故瞳子黑眼法于阴，白眼赤脉法于阳（阳）也，故阴阳合传而精明（miang 阳）也。"

顾氏"明"字条引用《内经》资料凡十一例。超尘按，《大惑论》"合传"之"传"当作"抟"，形近而讹。《甲乙经》卷十二第四节作"合揣"。"揣"有"抟"音。林亿于"合揣"二字下出校语云："《灵枢》作合传"。《甲乙经》明毛氏汲古阁本多处将"抟"改为"揣"，并出注说明以同音字"揣"代替"抟"的理由，谓免"抟"讹为"传"和"搏"也。

《灵枢》《素问》"明"字古音读"弥郎反(miang)"诸例大多收录于此。超尘复加寻找,又得三例:

①《素问·生气通天论》:"故圣人传精神(按,"传"字讹,当作"抟"),服天气,而通神明(miang 阳),失之则内闭九窍,外壅肌肉,卫气散解,此谓自伤(阳)。"

②《素问·脉要精微论》:"夫精明(miang 阳)者,所以视万物,别黑白,审短长(阳)。"

③《灵枢·终始》:"补阴写阳(阳),音气益彰(阳),耳目聪明(miang 阳),反此者,血气不行(阳)。"

"明"字读为谟郎反(miang)贯串整个先秦时代。顾炎武引书按时代先后排比顺序。《尚书·益稷》"元首明(miang)哉,股肱良哉,庶事康哉",《洪范》"无虐茕独,而畏高明(miang),人之有能有为,使羞其行,而邦其昌"。说明在《尚书》时代"明"字在阳部读为弥郎反(miang),至汉初始变,如《素问·四气调神大论》开始改读为武兵切。故顾炎武云:"按,明字自《素问·四气调神大论》始杂入平清等字为韵。"则《四气调神大论》为西汉初期之作,是为可信之论。

"明"字由阳部转为耕庚部始于汉初("庚"字也是耕部字,称为"庚"部或"庚耕"部与称为"耕"部,意义相同),顾氏列举丰富文献资料确证之。这是一段颇有考据价值的文献资料,全引如下,以便研读《内经》音韵时对比考察。顾炎武首引汉初王褒有韵之文。王褒西汉昭帝(公元前86—前74)、宣帝(公元前73—前49)时人,生活于西汉前期,他的《四子讲德论》的"明"字已由"阳韵"转入"庚韵"读"ming"之音,是西汉前期出现了"明"字韵部转变的现象。下引诸例,见《唐韵正》明字条末尾,每例前皆加序号,以便醒目。

① 汉世之文,自王褒《四子讲德论》"天符既章,人瑞又明(ming
耕)"与"精"(耕)、"灵"(耕)为韵。

按,括号里的"ming 耕"字,表示"明"字已由"阳部"转入"耕部",
读音为 ming,与《四子讲德论》的属于耕部韵的"精""灵"押韵。以下
诸例,皆同此意。顾炎武只摘取韵脚字,未引全文,亦足以达意。我
们于顾氏所引韵脚字皆注出其韵部名称,以便阅读。

② 班婕妤《自悼赋》"蒙圣皇之渥惠兮,当日月之圣明(ming
耕)"与"灵"(耕)、"庭"(耕)、"成"(耕)为韵。

③《汉书序传》"龚行天罚,赫赫明明(ming 耕)",与"京"(耕)、
"平"(耕)为韵。

④ "炫炫上天,县象著明(ming 耕)"与"精"(耕)、"成"(耕)、
"形"(耕)为韵。

⑤ 冯公矫魏"增主之明(ming 耕)"与"平"(耕)为韵;"四国绝
祀,河间贤明(ming 耕)"与"轻"(耕)、"声"(耕)、"盈"(耕)为韵;"勒
成一家,大略孔明(ming 耕)"与"刑"(耕)、"精"(耕)、"经"(耕)为韵;
"广汉尹京(ming 耕),克聪克明(ming 耕)"与"平"(耕)、"刑"(耕)、
"生"(耕)为韵。

⑥ 班固《西都赋》"天人合应,已发皇明(ming 耕)"与"灵"(耕)、
"成"(耕)为韵。

⑦《北征赋》"资天心,谟神明(ming 耕)"与"冥"(耕)、"城"
(耕)、"径"(耕)、"庭"(耕)为韵。

⑧《泗水亭碑铭》"炎火之德,弥光以明(ming 耕)"与"荣(耕)"
为韵。

⑨ 傅毅《北海王诔》"维王勋德,是昭是明(ming 耕)"与"铭"

（耕）、"声"（耕）、"荣（耕）"为韵。

⑩ 崔骃《大理箴》"熙乂帝载,旁施作明（ming 耕）"与"平"（耕）、"清"（耕）、"听"（耕）、"并"（耕）为韵。

⑪ 崔瑗《尚书箴》"无曰我审,而怠尔明（ming 耕）"与"庭"（耕）、"成"（耕）、"清"（耕）、"荣"（耕）、"经"（耕）、"声"（耕）为韵。

⑫ 张衡《东京赋》"含德章台,天禄宣明（ming 耕）"与"宁"（耕）为韵。

⑬ 王逸《九思》"阳气发兮清明（ming 耕）"与"灵"（耕）、"荣"（耕）、"媖"（耕）为韵。

⑭ 王延寿《鲁灵光殿赋》"粤若稽古,帝汉祖宗,濬哲钦明（耕ming）"与"精"（耕）、"宁"（耕）为韵。

⑮《古辞王子乔》"养民若子,事父明（ming 耕）"与"平"（耕）、"宁"（耕）为韵。

⑯ 蔡琰《胡笳十八拍》"鞞鼓喧兮,从夜达明（ming 耕）"与"城"（耕）、"生"（耕）、"惊"（耕）、"营"（耕）、"城"（耕）、"平"（耕）为韵。自此以后,耕庚清青四韵中字,杂然同用矣。

这是顾炎武考证东汉"明"字由阳部转为耕部的例子,反映"明"字在东汉时期韵部的变化。在东汉时期,"明"字的主流读音仍然是"阳"部韵的 miang 音,读为耕韵 ming 音者是少数,但是它具有判别文章时代的特点与功能。

《灵枢》《素问》"明"字转入耕部之例主要见于《素问》"七篇大论"。顾炎武《唐韵正》未见引用七篇大论者,如下几例为笔者收集:

①《素问·气交变大论》:"收气不行（xing 耕）,长气独明（ming 耕）,雨水霜寒,上应辰星（耕）。"

②《素问·五常政大论》："天气洁,地气明(ming 耕),阳气随,阴治化,燥行其政(耕),物以司成(耕)。"

③《素问·五常政大论》："太阳司天,寒气下临,心气上从,而火且明(ming 耕),丹起金乃眚(庚),寒清时举,胜则水冰,火气高明(ming 耕)。"

④《素问·六元正纪大论》："天气急,地气明(ming 耕),阳专其令(耕),炎暑大行(耕)。"

⑤《素问·六元正纪大论》："金郁之发,天洁地明(ming 耕),风清气切,大凉乃举,草树浮烟,燥气乃行(xing 耕)。"

第三,"风"字由古韵侵部转为阳声韵之考证。

"风"字在段玉裁《六书音韵表》第七部,今称侵部。古音方愔反,收尾音为-m,《广韵》房戎切(feng)。段玉裁《六书音均表》第四表第七部"古本音"注:"风,凡声。《诗》绿衣、晨风、何人斯、蒸民、谷风、桑柔六见。今入东。"在先秦时代,"风"字属于侵韵,收尾音是-m。如《诗·谷风》:"习习谷风(侵),以阴以雨,黾勉同心(侵),不宜有怒。""心"字与"风"字都是侵部字,属于同韵相押。《管子·版法篇》:"兼爱无遗,是谓君心(侵),必先顺教,万民向风(侵),且暮利之,众乃胜任(侵)。"《盐铁论》:"文繁于春华,无效于抱风(侵),饰虚言以乱实道,古以害今(侵)。"蔡邕《答对元式诗》:"君子博文,遗我德音(侵),辞之集矣,穆如清风(侵)。"顾炎武引例甚多,从诸例中可以清楚地看到,从《诗经》时代到东汉末蔡邕的有韵之文,"风"字都在侵韵,它的韵尾是-m,所以才能与侵部字构成同部相押。但是,"风"字的读音在西汉初年逐渐出现变化,逐渐从侵韵转入东韵,它的-m韵尾逐渐消失,逐渐改为-ng韵尾。这种押韵现象,在西汉初年的一些韵文中已有表现。顾炎武说:"按,风字自汉王褒《洞箫赋》'吟气遗响,连绵飘撇,生微风(东)兮,连延骆驿,变无穷(冬)兮';班固《东都赋》'觐明堂,临辟雍(东),扬缉熙,宣皇风(东)';马融《长笛赋》'萧管备举,金石并隆(冬),无相夺伦,以宣八风(东)'始变古音。以后边让《章华台赋》、祢衡《颜子碑》、蔡琰《胡笳十八拍》、魏文帝黎阳作《陈思王杂诗》、刘桢《赠从弟》,无不读为房戎反矣。"这是说,"风"字读音始变于汉初,东汉已经完成转变工作。

今考《灵枢》《素问》"风"字押韵情况,它的收尾音有不少字已不是-m,而以-ng 为收尾音,所以"风"字可以与阳部字、耕部字、东部字、冬部字、蒸部等以-ng 为韵尾的阳声韵部押韵,这种现象,不见于先秦,惟见于汉代。这反映了"风"字的读音呈现了汉代押韵特点。顾炎武"风"字条未引用《内经》资料,笔者从《素问》《灵枢》中寻找到若干例证,列举如下。每条标以序号,韵脚注上韵部名称。

《素问》"风"字用韵例:

①《金匮真言论》:"八风发邪,以经为风(东),触五脏,邪气发病(阳)。"此为东阳合韵。

②《异法方宜论》:"其民陵居而多风(东),水土刚强(阳)。"此为东阳合韵。

③《藏气法时论》:"秋不死,持于冬(冬),起于春,当禁风(东)。"此谓冬东合韵。

④《藏气法时论》:"肾病者,腹大胫肿(东),咳嗽身重(东),寝汗出憎风(东),虚则胸中痛(东)。"此为东部相押。

⑤《风论》:"风之伤人也,或为寒热,或为热中(冬),或为寒中(冬),或为疠风(东),其痛各异,其名不同(东)。"此为冬东合韵。

⑥《风论》："故风(东)者,百病之长(阳)也,至其变化,乃为他病(阳)。"此为东阳合韵。

⑦《风论》："肝风之状,多汗恶风(东),善悲,色微苍(阳)。"此为东阳合韵。

⑧《风论》："胃风之状,额多汗,恶风(东),食饮不下,鬲塞不通(东)。"此为东部字相押。

⑨《调经论》："血气未并(耕),五脏安定(耕),肌肉蠕动(东),命曰微风(东)。"此为东耕合韵。

⑩《六元正纪大论》："太阴所至为雷霆(耕),骤注烈风(东),少阴所至为飘风(东),燔燎双凝(蒸)。"此为东、耕、蒸合韵。

⑪《至真要大论》："便数惊风(东),厥气上行(耕)。"此为东耕合韵。

《灵枢》"风"字用韵例:

①《五变》："夫天之生风(东)也,非以私百姓(耕)也。"此为东耕合韵。

②《五色》："常候阙中(冬),薄泽为风(东)。"此为冬东合韵。

③《五色》："黄赤为风(东),青黑为痛(东),白为寒,黄而膏润为脓(东)。"此为东部字相押。

④《论勇》："凡四时之风(东)者,其所病,各不同形(耕)。"此为东耕合韵。

⑤《岁露》："万民懈惰,而皆中于虚风(东),故万民多病(阳)。"此为东阳合韵。

⑥《岁露》："正月朔,天利(按《甲乙经》卷六第一及《太素》卷二十八《八正风候》皆作'和',是)温不风(东),籴贱,民不病(阳);天寒

而风(东),籴贵,民多病(阳)。此所谓候岁之风,贼伤人者也。二月丑不风(东),民多心腹病(阳)。"此为东阳合韵。

⑦《小针解》:"知其邪正(耕)者,知论虚邪与正邪之风(东)也。"此为东耕合韵。

⑧《邪气脏腑病形》:"若鼻息肉不通(东),缓甚为多汗,微缓为痿痿偏风(东)。"此为东部字相押。

⑨《经脉》:"气盛有余,则肩背痛(东),风寒,汗出中风(东)。"此为东部字相押。

观上诸例,"风"字除与东部押韵外,还与冬部、耕部、阳部、蒸部合韵相押,即与韵尾为-ng的诸阳声韵相押。这是"风"字在汉代读音特征。《灵枢》《素问》"风"字读音的汉代特征非常明显,对于判定相关文章写作时代具有重要意义。

通过考证《灵枢》《素问》"行""明""风"三字韵部转变,发现《内经》"行"字基本属于古韵"阳部字",读音为"杭";"明"字基本属于"阳部字",读音为 miang,反映它的战国音韵特点。少数"行""明"出现汉韵特点,即"行"由阳部转为耕部,读音为 xing;"明"由阳部转为耕部,读音为 ming,反映它们具有汉韵特点。通观《内经》全书,"明""行"的战国音韵特点是明显的。太炎先生称《内经》主要成于周末,即战国后期,是可信从的,是有根据的。

但是,《内经》非一时一地一人之作,其中也有汉代作品。"风"字已经失去韵尾-m,就是一个有力的证明。

(4)《内经》偶有汉代词汇。

《灵枢》《素问》之"豆"字指豆类、"涕"字指鼻涕是汉代才产生的词义。

举证如下：

① 豆。

"豆"字在先秦时代(含秦)指盛食物的器皿。《国语·吴语》："觞酒、豆肉、箪食"，指一觞酒、一豆肉、一箪食。《说文》卷五豆部："豆，古食肉器。"指古代盛肉的器皿。《尔雅·释器》"木豆谓之豆"，郭璞注："豆，礼器也。"指祭祀时盛祭品的器皿。《考工记·梓人》："食一豆肉，中人之食也。"经较详统计，下列古籍出现的"豆"字如下：

《诗经》10 次，《尚书》1 次，《周礼》16 次，《仪礼》65 次，《论语》2 次，《孟子》3 次，《墨子》1 次，《左传》1 次，《周易》0 次。

上述九部经典共出现 99 次"豆"字，完全为器皿义，无一作"菽豆"解者。

1975 年湖北省云梦县睡虎地十一号墓出土一千余支秦代竹简，内容多论农事，凡言及"大豆""小豆"者皆称"菽"或"叔"(按，菽，先秦凡豆类总称曰菽。"叔"通"菽")，无一称"豆"者，如"置豆俎鬼前未彻"(《文物》，1976 年第 8 期)，谓在墓前摆上盛食物的祭器(豆俎)尚未撤掉。睡虎地十一号墓墓主葬于秦始皇三十一年(公元前 216)，可证在公元前 216 年前后"豆"字尚指器皿，与"菽"字迥然有别。

1973 年马王堆汉墓出土大量竹简、帛书，一木牍写有"十二年二月乙巳朔戊辰"，指墓主于是年下葬。"十二年"指汉文帝十二年，即公元前 168 年，"二月乙巳朔戊辰"是下葬具体月份日期时间。出土的《五十二病方》(此书名称为今人所拟)有一些"豆"字，由于秦汉语音的变化，"豆"字在西汉初期除了继续指盛食物的器皿讲以外，又增加了一个新的词义——大豆小豆，即是说把"菽"字的词义包揽在自己的身上了,于是《五十二病方》的"豆"字才有如下表述:"以黄芩,黄芩长三寸,合卢大如□□豆卅,去皮而并冶,□□□□□□□,捣而煮之,令沸,而去其滓。"句中"□□豆卅"无疑指菽豆之豆。

训诂学家对"豆"字的时代特征多有论说。清代段玉裁在《说文解字注》引吴师道云:"古语只称菽,汉以后方呼豆。""汉以后"包括两汉在内。朱骏声《说文通训定声》:"大豆小豆皆汉时称名,古谓之菽。"段玉裁《说文解字注》"豆"部注、清王鸣盛《蛾术篇》对"豆"字从汉初始有菽豆义,论之尤详,文繁不引。

判断《内经》成书时代,是个复杂的问题,日本丹波元胤《中国医籍考》罗列众说,莫衷一是。从考据学入手,进行语言学方面的考证,如词语断代法(如"豆""涕")、音韵断代法(研究《内经》的古韵)、历法断代法等,都是研究有据的方法。《内经》不成于一时一地一人,它跨越的时代较长,但是可以肯定的是,《内经》里不少篇章成于汉代,这是可以从训诂学及字词的时代性上加以确指的。

② 涕。

《内经》"涕"字具有明显的汉代词义特点。在先秦时代,"涕"字指眼泪,没有鼻涕的词义,到了汉代,"涕"字除了继续保留"眼泪"的词义外,还增加了"鼻涕"这一词义。我们以此检查《内经》,可以确证某些篇章的写作时代。

《诗经·陈风·泽陂》:"涕泗滂沱。"毛亨传:"自目曰涕。"谓从眼睛里流出来的水液称"涕"。《列子·汤问》:"悲愁垂涕相对。"注:"涕,目汁也。"《说文》:"涕,泣也。"《说文》:"泣,无声出涕曰泣。"到了汉代,"涕"字除了保留眼泪这一传统词义以外,如司马迁《报任少卿书》"躬自流涕",司马相如《长门赋》"涕流离而从横",这两个"涕"字均指眼泪，西汉时代"涕"字增加了"鼻涕"这一义项。西汉王褒《僮约》："目泪下，鼻涕长一尺。"王褒是西汉前期宣帝时人，则"涕"字具有鼻涕词义，在西汉前期以前已经出现。

在先秦时代表示鼻涕词义的字写作"洟"或泗，《礼记·檀弓上》："待于庙，垂涕洟"，《释文》："自目曰涕，自鼻曰洟。""涕"与"洟"读音相同，而意义分辨得很清楚。

清代文字训诂学家段玉裁《说文解字注》对"涕"字如何具有鼻涕词义做了考证："古书弟、夷二字多相乱，于是谓自鼻出者曰涕，而自目出者别制泪字。"于是"涕"字代替了"洟"，表示鼻涕，"泗"字逐渐不用了。

《内经》中凡以"涕"字表示鼻涕之义的文章，成于汉人之手。

《素问·解精微论》与《太素·水论》同，试看唐初杨上善和唐中期王冰对"涕"字词义的解释：

> 请问哭泣而泪不出者，若出而少涕，其故何也？杨上善注：泣从目下，涕自鼻出，同为一液也。故人哭之时，涕泣交连。涕，洟也。
>
> 不知水所从生，涕所从出。杨上善注：水者，泣也。请问涕泣何所从生也？
>
> 故脑渗为涕。王冰注：鼻窍通脑，故脑渗为涕，流于鼻中也。
>
> 夫涕之与泣也，譬如人之兄弟也，急则俱死，出则俱亡。杨上善注：涕之与泣，同为水类，故泣之水出，涕即从之。

从"涕"字训为鼻涕，可确知《素问·解精微论》成于汉代。

我们以"豆""涕"两字为例说明《内经》某些篇章成于汉代，但不证明《内经》全书于汉代。从语言文字角度观之，某些篇章又可确证成于战国时期。

考证《素问》《灵枢》成书时代乃至考证每一篇成书时代,仍是目前中医文献界需待解决的问题。

(5)《内经》有汉代文化和典章制度。

①《内经》使用汉武帝时代的太初历。《素问》有许多记录时间段的词语。清姚际恒《古今伪书考》说:"有言岁甲子、言寅时,则又汉人所作。故其中所言,有古近之分,未可一概论也。"

②《内经》五行与五脏相配,使用的是汉代今文经理论。用战国时代习用的古文、篆文抄写的经书,汉人称为古文经;用汉隶抄写的经书,汉人称为今文经。金、木、水、火、土与心、肝、脾、肺、肾相配,古文经与今文经不同。今文经五脏与五行相配的对应关系是:心—火,肝—木,脾—土,肺—金,肾—水。古文经五脏与五行相配,除肾配水相同外,其余皆不相同。汉人通过实践观察,发现以今文经的理论进行五行、五脏、五味相配,临床疗效显著,而用古文经进行五行、五脏、五味相配,小病变大,大病致死。这一临床效果的分析,见汉代经学大师郑玄的《周礼注》。通过五行与五脏配伍理论时代性的研究,《内经》带有明显的汉代文化的特点。

③《内经》有汉代官吏降职罢官描写。汉代建国,分封子侄亲属为侯为王,有的王侯渎职犯法降职夺薪而患病。《素问·疏五过论第七十七》:"诊有三常,必问贵贱,封君败伤,及欲侯王,故贵脱势,精神内伤。"意思是说,医生看病,对病人要询问是否被夺职,是否被降薪等等,这是汉代的故事。

考证《内经》成文时代,北宋至今,代不乏人,可参见日本丹波元胤《中国医籍考》、冈西为人《宋以前医籍考》,此不赘述。

四、创办"章氏国学讲习会"师生共铸《制言》宏文

"章氏国学讲习会"、《制言》半月刊杂志同创办于 1935 年 9 月，距太炎先生逝世仅九个月，是了解太炎先生革命生涯、学术生涯重要资料，其中亦有不少与中医有关事迹。

"章氏国学讲习会"和《制言》的根本宗旨是发扬国学精神，培养国学人才，挽救民族危亡，光复民族大业。下分述之。

（一）"章氏国学讲习会"巨大成就

鲁迅先生《关于太炎先生二三事》和《因太炎先生而想起的二三事》说："以大勋章作扇坠，临总统府之门，大骂袁世凯的包藏祸心者，并世无第二人；七被追捕，三入牢狱，而革命之志终不屈挠者，并世亦无第二人。这才是先哲的精神，后生的楷范。"景梅九《悲忆太炎师》说："民国成立，太炎师隐窥袁氏抱帝制野心，一日，予谒先生于客寓，先生拟效方孝孺故事，执丧杖，穿麻衣，痛哭于国门，以哀共和之将亡，为同人所劝阻，然章疯子之名，遂由此播露。"①黄侃对太炎先生四十余岁前的革命事迹作了概述，见《太炎先生行事记》，其文云：

> 先生初名学乘，字枚叔，后更名炳麟，慕昆山顾君，又易名绛，自署太炎。浙江余杭人。家世儒修。先生生而徇敏。幼读《东华录》，愤异族之君中国，即立志不仕进。年十七八，从德清俞君受经学，又尝从仁和谭仲修游。文采斐然，有所述作。治《左传》，为《春秋左传读》数十万言，始显名于世。戊戌（1898）撰

---

① 　景梅九：《悲忆太炎师》，《制言》半月刊第二十五期。（《制言》所刊文章页数自为起止本文不载其页码。下同。）

文于上海《时务报馆》，去之台湾，又游日本。闵中国之将亡，知清室不可为治，始昌言光复之义。浙自晚村、绍衣以来，明夷之防，志不帝清者，世未尝绝。晚近如戴子高、谭仲修，犹有微言，载于集录，传于乡之后进，先生受之，播诸国人，发聋振聩，蒙难艰贞，曾不渝改。今革命之功克成，推决所元，孰非斯人之力乎？始先生为《訄书》数十篇，中多革命之论。又作《驳康有为非革命书》，又为巴县邹容序《革命军》行世，又撰文《苏报》，力主急激之说。清室既深忌之，癸卯(1903)乃以《苏报》事，逮之上海，将致诸大辟，而租借西人不肯移送清吏，卒以为文诋诽清室故，与邹容判系租界狱三年。邹容死狱中，先生以丙午(1906)出狱，东适日本。时革命党方撰《民报》于东京，先生至，遂主其事。《民报》之文，诸为先生所撰述，皆深切峻厉，足以兴起人。清室益忌之，然不可奈何。后革命党稍涣散，党之要人或他适，《民报》馆事独委诸先生。日本政府受言于清廷，假事封《民报》馆，禁报不得刊鬻。先生与日本政府讼，数月，卒不得胜，遂退居，教授诸游学者以国学。睹国事愈坏，党人无远略，则大愤，思适印度为浮屠。资斧困绝，不能行。寓庐至数月不举火，日以百钱市麦饼以自度，衣被三年不瀚，困厄如此，而德操弥厉。其授人以国学也，以谓国不幸衰亡，学术不绝，民犹有所观感，庶几收硕果之效，有复阳之望，故勤勤恳恳，不惮其劳。弟子至数百人，可谓独立不惧，闇然日章。自顾君以来，鲜其伦类者矣。先生懿行至多，著述尤富，文辞训诂，集清儒之大成；内典玄言，阐晋唐之遗绪。博综兼擅，实命世之大儒。今年先生才四十余岁，造诣正未有极。仁民利物，事方在于后来。兹篇所述，但取其系于革命者，余不赘述

焉。弟子黄侃记。(录自《神州丛报》第 1 卷第 1 期)①

这些大事大节是他中壮年前的事迹,晚年匡时救世精神仍然炽烈,先生从未颓唐,从未退出战斗,他与门徒开辟了另一个战场——讲授国学、宣扬国学,用国学精神培养人民的爱国情操,培养挽救民族危亡的国士。《制言》第二十五期太炎门生许寿裳《纪念先师章太炎先生》说,太炎先生"用国粹激动种性,增进爱国热肠"的话,给许寿裳留下深刻印象。许寿裳引太炎先生讲辞云:

先生说:为甚提倡国粹? 不是要人尊信孔教,只是要人爱惜我们汉种的历史。这个历史是就广义说的,其中可以分为三项:一是语言文字,二是典章制度,三是人物事迹。

又说:"第三要说人物事迹。中国人物,那建功立业的,各有功罪,自不必说。但那俊伟刚严的气魄,我们不可不追步后尘。与其学步欧美,总是不能像的,何如学步中国旧人,还是本来面目……若要增进爱国的热肠,一切功业学问上的人物,需选择几个出来,时常放在心里,这是最紧要的。就是没有相干的人,古事古迹都可以动人爱国的心思。当初顾亭林要想排斥满洲,却无兵力,就到各处去访那古碑古碣传示后人,也是此意。"②

太炎先生举办"章氏国学讲习会"和创办《制言》已经是临终之年,他的爱国家、爱民族、爱种姓的热情未曾少退,直接与民族兴衰、民族文化的存亡密切相关。比如太炎先生最崇爱《说文》,他讲《说文》不仅是传承文字学,更深刻的思想意义如他所说:

---

① 黄侃:《太炎先生行事记》,《制言》半月刊第四十一期。

② 许寿裳:《纪念先师章太炎先生》,《制言》半月刊第二十五期。

《说文》之学，稽古者不可不讲。时至今日，尤须拓其境宇。举中国语言文字之全，无一不应究心。清末妄人，欲以罗马字易汉字，谓为易从。不知文字亡而种姓失。暴者乘之，举族胥为奴虏而不复也。夫国于天地，必有与立。所不与他国同者，历史也、语言文字也。二者国之特征，不可失坠者也。昔余讲学，未斤斤及此。今则外患孔亟，非专力于此不可。余意凡史皆春秋，凡许书所载及后世新添之字足表语言者皆小学。尊信国史，保全中国语言文字，此余之志也。弟辈能承余志，斯无愧矣！”①

上述这段文字是太炎弟子诸祖耿记录的章公谈话："民国二十二年四月十八日，本师章公寓苏州十全街曲石精庐，为乘六、澐秋、仲荦、希泌诸兄道此，祖耿得从旁记之。二十二年八月十二日识。"

1935年苏州国学会改称"章氏国学讲习会"，学制二年。讲课内容目录如下：

第一期：《小学略说》《经学略说》《历史学略说》《诸子略说》《文学略说》

第二期：《说文》《音学五书》《诗经》《书经》《通鉴纪事本末》《荀子》《韩非子》《经传释词》

第三期：《说文》《尔雅》《三礼》《通鉴纪事本末》《老子》《庄子》《金石例》

第四期：《说文》《易经》《春秋》《通鉴记事本末》《墨子》《吕氏春秋》《文心雕龙》②

---

① 许寿裳：《纪念先师章太炎先生》，《制言》半月刊第二十五期。

② 《章太炎年谱长编·下册》，中华书局1979年版，960页。

太炎先生主讲，门人朱希祖、汪东、孙世扬、诸祖耿、王謇、王乘六、潘承弼、王牛、王柏年、马宗芗、王绍兰、马宗霍、沈延国、金毓黼、潘重规、黄焯任讲师。会务由章夫人、孙世扬总其事。对经学、史学、子学、文学作有系统之讲授。

从章氏国学讲习会之筹办至讲学终了，太炎先生亲与其事，主讲课程。太炎门生王基乾《忆余杭先生》说：

> 先生讲学，周凡三次，连堂二小时，不少止，复听人质疑，以资启发。不足，则按日约同人数辈至其私室，恣意谈论，即细至书法之微，亦无不倾诚以告，初不计问题之洪纤也。二十五年夏，先生授《尚书》既蒇事，距暑期已近，先生仍以余时为足惜，复加授《说文》部首，以为假前可毕也。顾是时先生病续发，益以连堂讲授之故，辄气喘。夫人因嘱基乾辈，于前一时之末，鸣铃为号，相率出室外。先生见无人倾听，可略止。然余时未满，诸人复陆续就座。先生见室中有人，则更肆其悬河之口矣。以此先生病弥甚。忆最后一次讲论，其日已未能进食，距其卒尚不及十日，而遗著《古文尚书拾遗定本》亦临危前所手定，先生教学如此，晚近真罕有其匹也。先生病发逾月，卒前数日，虽喘甚不食，勉为讲学。夫人止之，则谓："饭可不食，书仍要讲！"临终仅留有如此遗嘱："设有异族入主中夏，世世子孙勿食其官禄！"

1936 年 6 月 14 日太炎先生因鼻衄和胆囊炎病逝于苏州。先生于国家、于民族、于革命、于国学之贡献，旷代一人。直节动天地，英声激河海。吁！先生往矣，德泽犹存！

太炎先生弘扬国学，心身以之，培养大批国学人才。章太炎《自定年谱》："弟子成就者，蕲黄侃季刚、归安钱夏季中、海盐朱希祖逖先。季刚、季中皆明小学,季刚尤善音韵文辞。逖先博览,能知条理。其他修士甚众,不备书也。"①

　　章先生晚年收录最后一名弟子曰朱季海,苏州人,1935 年 6 月16 日《申报》载章先生治丧委员会说,朱季海等十三人为接待员,《章太炎年谱长编》卷五第 977 页同样记载朱季海为接待员之事。这使我想起 1982 年中国训诂学会在苏州举行全国训诂学研讨会的一则往事。先师陆宗达先生时任中国训诂学会会长,晚上陆先生与弟子王宁到朱先生房间拜访,在朱先生房间门口陆先生对王宁说,你晚点进,我先进去要行大礼。第二天早晨朱先生对我说,陆先生长我数岁,亲来看我,深深感动,章黄门风,至今犹存。1983 年北京师范大学王宁教授请朱季海先生到北京师范大学讲学,时当炎夏,我带西瓜看望朱先生,朱先生说,"这是天然白虎汤",问我看什么书,研究什么问题。我说在看《章太炎医论》里面的《伤寒论》部分。朱先生说,这本书太炎先生定名《猝病新论》,太炎先生对《伤寒论》最为精熟,能用《伤寒论》方子看病,只有有眼力的人才知道看太炎先生关于《伤寒论》的论述。回到家里,我把谈话作了整理记录。朱先生的话,对我投入张仲景《伤寒论》版本、训诂、校勘及《伤寒论》文献史研究,起到了很好的开悟启发作用;1984 年春,又有幸受到北京中医药大学《伤寒论》大师刘渡舟老师亲自指导。刘老任《宋本伤寒论校注》主编,我任副主编,协助刘渡舟老师整理宋本《伤寒论》,从而奠定了我后半生的治学方向与基础。因此联想到,亲聆太炎先生面授的先辈们,得益何其多多也! 人生得遇名师又何其重要也! 我时常想起我的从学幸

━━━━━━━━

　　① 《章太炎年谱长编·上册》,中华书局 1979 年版,317 页。

福之机遇。1961 年我被录取为陆宗达先生的硕士研究生,学习以《说文》为核心的文字学、音韵学、训诂学,陆先生讲授《说文》,并聘请北京师范大学一流古汉教授讲授他们的学术专长,如聘请萧璋教授讲解《毛诗故训传》,聘请余敏教授讲授《马氏文通》。萧璋先生是太炎先生的再传弟子。萧先生在其《非曰能之愿学焉》一文说,他父亲是解放前北京四大名医之一的萧龙友:"父亲萧龙友(名方骏),光绪丁酉(1897)科拔贡,早年从政,晚年行医。我在北京大学国文系读书,老师们对我影响较大的是马裕藻、沈兼士和钱玄同三位先生。尤其是沈先生,我的毕业论文《说文或体篆文疏证》(未发表)是他指导的。毕业后,不断登门问字,对我影响更大。三位先生都是章炳麟先生的弟子,所以通过他们我也间接受到章先生的学术影响。三先生以外,还想起一位,就是吴承仕先生。吴先生也是章炳麟先生的弟子。那时,他在北大讲三礼名物,我也去听课。这门课吴先生自己编了很翔实的讲义,但他却强调让学生们点读有关三礼文献中的第一手材料贾公彦的《仪礼正义》,并且说《仪礼正义》点读起来虽然很枯燥,但不能不读。你们感到枯燥,我却一天不读一两页,就感到日子白过了。当时我听到这话非常激动,心想治学非刻苦不成,而乐境就寓于刻苦之中,我什么时候才有吴先生这个境界呢?"从这些故事中,我们看到太炎先生学术影响之深之广,直至现在,太炎先生的学术影响和他的革命精神,仍然活在许多知识分子的心里,流淌在他们的血脉中。

(二)《制言》以国学为主时有中医论述

《制言》半月刊创刊于 1935 年 9 月。此年 8 月 16 日《申报》披露消息:"九月份将出版《制言》半月刊一种,专以阐扬国故为主旨,内容暂定为通论、专著、义林、文苑、别录、杂录等门。其有前贤遗著,未经刊印者,以付该刊,可特为登载。刻已推定太炎先生为主编,其弟子孙鹰若、葛豫夫、金东雷、王佩诤、诸祖耿、王乘六、潘景郑、吴得一等为理事会委员,分任编辑、发行等事。特约撰述人均海内名流,有黄季刚、邵潭秋、钱玄同、王旭初等数十人。"

1935年9月《制言》正式创刊,与章氏国学讲习会同时举办。太炎先生撰《发刊宣言》,云:

> 余自民国二十一年返自旧都,知当世无可为,讲学吴中三年矣。始曰"国学会",顷更冠以"章氏"之号,以地址有异,且所召集与会者所从来亦不同也。言有不尽,更与同志作杂志以宣之,命曰《制言》,窃取曾子制言之义。先是集"国学会"时,余未尝别作文字,今为《制言》,稍以翼讲学之缺。曾子云:博学而孱守之。博学则吾岂敢,孱守则庶几与诸子共勉焉。章炳麟。

《大戴礼·曾子立事》:"博学而孱守之。"注:"孱,小貌。不务大。"谓一点一滴积累不辍也。《制言》杂志是"章氏国学讲习会"的辅翼补充部分,其中有太炎先生许多论文。第一期刊《汉学论》上下,对清儒汉学有深刻评价:"清儒以汉学植名,薄魏晋经说不道……余弟子黄侃尝校魏晋注疏四五周,亦言清儒说经虽精博,其根底皆在注疏,故无清人经说,无害也。无注疏,即群经皆不可读。其说视闿运为实。要之,清儒研精故训,上陵季汉,必非贾孔所能并。"不意《制言》出刊一月,而黄侃卒,太炎大悲痛,为撰墓志铭,世人只知季刚经学精深醇厚,而鲜知其"志行","墓志铭"则就其鲜为人知之"志行"而说之。

1. 黄季刚墓志铭

> 季刚讳侃,湖北蕲春人也。余违难居东,而季刚始从余学,

年逾冠耳。所为文辞，已渊懿异凡俗，因授以小学、经说，时亦赋诗唱和。出入四年，而武昌倡义。其后季刚教于京兆、武昌、南都诸大学，凡二十年，弟子至四五传。余之学不能进以翾，而季刚芳颖骏发，所得视曩时倍蓰，竟以此终！世多知季刚之学，其志行世莫得闻也。黄氏出宋秘书丞庭坚，自徙蕲春至季刚如干世。考讳云鹄，清四川盐茶道，署按察使事，以学行著。所生母周。季刚生十三岁而孤。蕲春俗轻庶孽，几不逮学，故少时读书艰苦，其瑞敏勤学亦绝人。及冠，东游学日本，慨然有光复诸夏之志。尝归集孝义会于蕲春，就深山废社说种族大义及中国危急状。听者累千人，环蕲春八县皆响之，众至数万，称曰"黄十公子"。清宣统三年，武昌倡义，季刚与善化黄兴、广济居正往视，皆曰"兵力薄，不足支北军"，乃返蕲春集义，故谋牵制，得三千人，未成军，为降将某所袭，亡去，之九江。未几，清亡。季刚自度不能与时俗谐，不肯求仕宦。尝一为直隶都督赵秉钧所迫，强出任秘书长，非其好也。秉钧死，始专以教授自靖。民国四年初，仪征刘师培以筹安会招学者称说帝制。季刚雅与师培善，阳应之，语未半，即瞋目曰："如是，请刘先生一身任之！"遽引退。诸学士皆随之退。是时微季刚，众几不得脱。初，季刚自始冠已深自负。及壮，学成，好酒，一饮至斗所，睥睨调笑，行止不甚就绳墨。然事亲孝，丧生母，哀毁几绝，奉慈母田如母。尝在京兆召宾友会食，北方重蟹羹，庖人奉羹前，季刚自垣一方问母得蟹羹否，母无以应。即找庖人痛诃谴之，世以比茅容阮籍云。性虽俶异，其为学一依师法，不敢失尺寸。见人持论不合古义，即眙视不与言，又绝类法度氏。自师培附帝制，遂与绝，然重其说经有法。师培疾亟，又往执贽称弟子。始与象山陈汉章同充教授，言小学不相中，至欲以刀杖相决，后又善遇焉。世多怪季刚矜克，其能下人又如是。为学务精习，诵四史及群经义疏皆十余周。有所得，辄笺识其端，朱墨重沓，或涂剟至不可识。有余财，必以购书，或仓猝不能具书簏，即举置革笥中，或委积几席皆满。得书，必字字读之，未尝跳脱。尤精治古韵。始从余问，后自为家法，然不肯轻著书。余数趣之曰："人轻著书，妄也。子重著书，吝也。妄不智，吝不仁。"答曰："年五十当著纸笔矣。"今正五十，而遽以中酒死。独《三礼通论》《声类目》已写定，他皆凌乱，不及第次，岂天不欲存其学耶？于是知良道之不可隐也。配王，继娶黄。子男八：念华、念楚前卒。念田、念祥、念慈、念勤、念宁、念平。女子子二，长适潘。季刚以二十四年十月八日殁于南都，以十一月返葬蕲春。铭曰：

> 微回也无以胥附，微由也无以御侮。繄上圣犹恃其人兮，况余之瘣腐？嗟五十始知命兮，竟绝命于中身！见险征而举翩兮，幸犹免于逋播之民。

章太炎《自定年谱》云："七月，筹安会起，劝进者日数百。"刘师培其一也。黄侃拒绝乃师刘师培之邀，是为彪炳大节，与太炎先生斥退劝进生徒康宝忠全同。《制言》第二十五期载刘禹生《章太炎先生在莒录》说："洪宪时，先生传经三大弟子皆在北京：曰黄侃，为赵智庵秘书长；曰钱玄同，教授北京大学；曰康宝忠，则筹安会代表，陕西劝进重要人物也。先生居龙泉寺及徐医生家，宝忠亦屡视起居。一日语宝忠曰：'我未教尔劝人家做皇帝，汝何故反背师说？'宝忠曰：'先生亦皇帝也。素王改制，加乎王心。先生执春秋之笔，行天子之事，项城不过僭周室天子位,以洪宪元旦为元年春王周正月耳。'先生曰:'周家天子姓姬,洪宪天子姓袁,汝何不直称之曰袁术? 速去,勿多言!'"康氏宝忠是太炎先生弟子,劝进要人,怙恶不悛,被先生斥退,逐出师门。

黄侃父名云鹄,字翔云。湖北宜昌杨守敬《邻苏老人年谱》有云鹄事迹。《邻苏老人年谱·编印说明》说:"《邻苏老人年谱》系杨守敬先生晚年追记的生平。年谱从道光十九年杨守敬出生之日编起,到民国四年去世为止,前后总计七十七年。《邻苏老人年谱》早在台湾省和日本已公开出版发行,由于种种原因,流传到内地甚难。本年谱印数极少,仅供研究杨守敬者作资料而用,并请妥为保存,不得外传,更不得翻印。"观《说明》战战兢兢样子,年谱编印成于"文化大革命"时期。关于云鹄事迹,有如下记载。下引《邻苏老人年谱》语:

> 戊辰,三十岁。三月应会试,仍荐而不售。是科首题"畏大人畏圣人之言"二句。余文仅三百余字,示同人,皆惊服,以元许之。时蕲州黄云鹄翔云见余文,叹为"高古绝伦",云:"场中考官未能识,惟福建林天龄、江苏蒋彬尉二人能识之。若君卷落此二人手,则必出房。但总裁中有一旗人,若落此人手,恐亦未必赏之。"及放榜,知果在蒋公房中,而派于旗总裁分下,果不以为佳。

又云:

> 时云鹄先生每挟吾落卷到酒馆,出以示人,言我湖北今年有此落卷,观者皆大叹惋!

又云:

> 辛未,三十三岁,二月至都,三月入场,榜发,仍不售。决意归。时在都中搜求汉魏六朝金石文字已略备,而无后魏卢无忌

《修太公庙碑》。车过汲县北约数里，路旁有太公庙，碑在庙前田中，无碑亭。及车到站，月颇明，乃携毡墨，独自返太公庙拓之，并拓碑阴。及回店，则同行已鼾睡矣。次日得知，皆非笑之。此事载于黄云鹄集中。

观此三事，知云鹄是一位通达国学、通晓世事、热爱学术、珍惜人才、学行皆佳的文人。黄侃之父若此，对其成长熏陶，影响多矣。

2.《题中央大学所刻黄先生纪念册》，太炎先生遗著

《黄季刚墓志铭》就黄侃鲜为人知之"志行"而言之，本篇专就黄侃治学根底方法而说之，综合阅读，可知黄侃为人及治学概貌。此篇刊于《制言》半月刊第二十期，为太炎先生遗著。序称"说经独本汉唐传注正义，读之数周"，铸就黄侃治学根底，于读《内经》者当有启悟。《内经》注释最古者为唐初杨上善、中期王冰，今之治《内经》如季刚之读汉唐传注数周者，有几人耶？

季刚既殁七月，其弟子思慕者为刻其遗著十九通，大率成卷者三四，其余单篇尺扎为多，未及编次者不与焉。季刚自幼能辨音韵，壮则治《说文》《尔雅》，往往卓踔出人虑外。及按之故籍，成证确然，未尝纵意以为奇巧，此学者所周知也。说经独本汉唐传注正义，读之数周，然不欲轻著书，以为敦古不暇，无劳于自造。清世说制度者，若金氏《求古录》，辨义训者，若王氏《经义述闻》，陈义精审，能道人所不能道，季刚犹不好也。或病其执守太笃者，余以为昔明清间说经者，人自为师，无所取正。元和惠氏出，独以汉儒为归，虽迂滞不可通者，犹顺之不改。非惠氏之憨，不如是不足以断倚魁之说也。自清末迄今，几四十岁，学者好为傀异，又过于明清间。故季刚所守，视惠氏弥笃焉。独取注疏，

所谓犹愈于野史者也。若夫文字之学,以十口相授,非依据前闻不可得。清儒妄为彝器释文,自用其私,以与字书相竞,其谬与马头长、人持十无异。宿学如瑞安孙氏,犹云李斯作小篆,废古籀,为文字大厄。伏生、毛公、张苍已不能精究古文。《说文》以秦篆为正,所录古文,盖捃拾漆书及款识为之,籀文则出于史篇苍颉旧文,虽杂厕其间,而叵复识别,观其意,直谓自知黄帝时书者,一言不智,索隐行怪乃如是。季刚为四难破之,学者亦殆于悟矣。十九通者,余不能尽睹,观其一节,亦足以知大体。愿诸弟子守其师说,有所恢弘,以就其业,毋捷径窘步为也。民国二十五年四月,章炳麟序。

3. 幽囚北平,仍讲国学与国医

太炎先生 1913 年《自定年谱》云,“八月,冒危入京师,宿共和党。戒严副司令陆建章以宪兵守门,余不得出”,被袁世凯禁闭幽囚,监禁于共和党党部右院斗室中,不能与人交往,怒极,“乃狂饮,醉则怒骂,甚或于窗壁遍书‘袁贼’字以泄愤,或掘树起,书‘袁贼’无数纸,埋而焚之,大呼曰:‘袁贼烧死矣!’骂倦则作书为遣,大篆、小楷、行书堆置案头,日若干纸。党中侪辈,欲得其书者,则令购宣纸易之”(见《制言》半月刊,第二十五期,吴蔼林:《太炎先生言行轶录》)。

1914 年 1 月 20 日迁址龙泉寺,监禁尤严。太炎先生致夫人汤国黎信说,袁世凯“欲縶维之,挫折之,而不令一死,以召谤议”,监守长陆建章说:“太炎先生是今之郑康成,黄巾过郑公乡,尚且避之,我奉极峰命,无论先生性情如何乖僻,必敬护之,否则并黄巾之不如也。”[①]太炎

---

① 《章太炎年谱长编·上册》,中华书局 1979 年版,471 页。

先生乃进行绝食斗争。诸同仁牵挂不已,以为"穷愁抑郁,既已伤生,纵酒谩骂,尤非长局。党中同人,商允先生讲学。于是国学研究所克期成立。讲授科目,为经学、史学、玄学、子学。每科编讲义。党中此类书籍无多,先生亦不令向外间购借。便便腹笥,取之有余。讲授时,原原本本,如数家珍,其于贯串经史,融合新旧,阐明其义理,剖析其精要,恒多独到创见之处。在讲学时,绝无政治上感情歧出之意义。不惟专诚学子听之忘倦,即袁之私人,无不心悦诚服,忘其此来本意矣"。

此是讲授经学之事,下为谈论中医学术之记录。

1914年6月16日由龙泉寺移出。章太炎《自定年谱》说:"十六日,由彼处医生前往关说,即于是夕出龙泉寺,现寓东四牌楼本司胡同铁如意轩医院。医生姓徐。"先生长女到医院探视父亲,见状悲痛,不能自已,乃自刭,先生大恸。

7月4日转移至钱粮胡同禁闭关押,不忘治学阅读医书,嘱长婿龚未生从上海寄经传子史若干,特别指出《大观本草》《本事方》及《守山阁丛书》不可忘记。钱锡祚《守山阁丛书》收清顾尚之《素问校勘记》《灵枢校勘记》。

太炎禁闭于钱粮胡同期间怒骂袁贼,情绪激愤,"徐医生(不忆其名)偶为先生诊治,因互论中国旧医学,语甚洽。先生虽不能悬壶执业为良医,然于医理通博,如《黄帝内经》、修园、灵胎诸著作,咸能述其精要。徐极佩其记忆之强,先生亦赞徐之能明医理,故相得益彰焉"。

4. 人求寿考,鉴戒伐性

《制言》半月刊第十九期启事:"本刊主编章太炎先生于六月十四日逝世,本社同人,秉承顾命,继续发刊。特此通告。"本期首篇为《疑年拾遗》,遗作也。篇末依《黄帝内经》精神,论多寿须忌伐性。《素问·上古天真论》:"今时之人不然也,以酒为浆,以妄为常,醉以入房,以欲竭其精,以耗散其真,不知持满,不时御神,务快其心,逆于生乐,起居无节,故半百而衰也。"唐王冰注:"乐色曰欲,轻用曰耗。乐色不节则精竭,轻用不止则真散。"太炎以历代帝王御嫔伐性而致短寿说明之:

> 帝王多不寿,皆以嫔御过多,自伐其性。唯梁武帝、宋高宗过八十。由武帝五十即断房室,高宗以疾熏腐故也。其次如汉武帝、唐玄宗,虽逾七十,盖以求仙为名,实授房中之术矣。汉文躬行玄默,近幸独一慎夫人,外有邓通、赵谈耳,而寿止四十六。是何故? 读《外戚传》,文帝十五而生景帝,其先尚有长公主嫖,皆窦姬所生。则嫖生时,文帝年只十四。乃知文帝不寿,以御女过早耳。其尤缪者,昭帝十二纳上官后,后甫六岁,昭帝早夭,盖亦以此。晋悼公称国君十五而生子,疑当时尝有其事,悼公因据为故实,必非典礼如是也。然悼公昏杞时,年只十四五,寿二十九而终。其鉴戒亦著矣! 谚云:"皓齿蛾眉,伐性之斧",此其证也,故先哲多鉴戒之。

5. 张机范汪之医,终身以为师资

太炎先生自言心志曰:"张机范汪之医,终身以为师资。"先生深入研究国学,与一般学者穷年读书、撰写著作、藉以垂世、进求不朽大不相同。他是通过国学研究与宣讲以启发民族意识唤起民众,完成革命大业。他认为,中医是国学的一部分,凝聚着中华民族优秀文化和健身强国的深刻内涵,所以他对中医书籍遍读之,尤其注重研究《黄帝内经》、张仲景《伤寒论》《金匮要略》、《神农本草经》及六朝隋唐古籍如巢元方《诸病源候论》、孙思邈《千金方》、王焘《外台秘要》等，对这些典籍具有深刻理解与评述。这些研究成果不仅是中医界的宝贵财富，也是中华民族文化传统中的宝贵财富。太炎先生的中医论文集中见于《章太炎全集·医论集》，其零星议论散见于《菿汉微言》及《制言》半月刊第二十五期《太炎先生纪念专刊》，该期刊载纪念文章 18 篇：

1	章先生别传	但植之
2	余杭章先生事略	李 植
3	章先生学术述略	庞 俊
4	记凤凰山馆论学——纪念亡友太炎先生	沈瓞民
5	太炎先生轶事	蒋竹庄
6	章太炎生在莒录	刘禺生
7	纪念太炎先生	徐仲荪
8	吊章太炎先生	冯自由
9	谈章太炎先生	曹亚伯
10	纪念太炎先生	张仲仁
11	太炎先生言行轶录	吴蔼林
12	读菿汉昌言	王小徐
13	菿汉大师颂	居觉生
14	本师章太炎先生口授少年事迹笔记	朱希祖
15	记本师章公自述治学之功夫及志向	诸祖耿
16	悲忆太炎师	景梅九
17	纪念先师太炎先生	许寿裳
18	謦欬小识	田 桓

《制言》第二十六期为太炎先生挽联集,诔一篇(徐震撰)。其中有先师陆宗达挽联一首:

> 博学于文行己有耻亭林标其义先生植其躬三百年薪尽火传两汉微言今兹永绝

> 籀述古韵独崇许书余杭钩其玄吾师昶其旨未半载山颓木坏九原不作小子安归

《制言》半月刊第三十四期《太炎先生著述目录后编初稿》(潘承弼 沈延国 朱学浩 徐复整理)刊登太炎医学论文八十七篇,《章太炎全集·医论集》基本收入。这些医学论文是太炎先生绪余之作,即是在主体学术工作以外的时间完成者。这些纪念文章的作者,对医学不甚了解,所以记录太炎先生关于医学谈论的话语很少。许寿裳《纪念章太炎先生》引《菿汉微言》的一段话,证明太炎对中医学具有深厚感情和始终不渝的精神:

> 先生学术之大,前无古人,以朴学立根基,以玄学致广大。批判文化,独具慧眼。凡古近政俗之消息,社会都野之情状,华梵圣哲之义谛,东西学人之所说,莫不察其利病,识其流变,观其汇通,穷其指归。千载之秘,睹于一曙。先生曰:"庄生之玄,荀卿之名,刘歆之史,仲长统之政,诸葛亮之治,陆逊之谏,管宁之节,张机范汪之医,终身以为师资。"观此引文,语语核实,而先师之神解聪察,丰功伟绩可见其一斑。若其闳眇之旨,精微之言,著于简策,长留天地,固非浅学如我者宜妄赞也[1]。

太炎先生以张机(字仲景)为师,屡屡言说之:"余于方书,独信

---

[1] 许寿裳:《纪念先师章太炎先生》,《制言》半月刊第二十五期。

《伤寒论》,其杂病之书,自《金匮》时复而下,率不敢一一保任。"他对《伤寒论》总的印象是,"中医之胜于西医者,大抵伤寒为独甚"①,"他书或有兴废,《伤寒论》者无时焉可废者也"②。

范汪是晋代医家,字玄平,又称范东阳,撰有《范东阳方》170卷,又名《范汪方》,收集民间单方验方,疗效显著,时称神方,原书佚,散见日本《医心方》、唐王焘《外台秘要》等书。太炎先生《古方选注》手稿今藏上海中医药大学图书馆,《章太炎全集·医论集》全部收录之。《古方选注》收古方三百余,内有《范汪方》19首。读《古方选注》每被先生深入研究中医古籍精神所感动,他从多种古方书中探寻秘方验方,辑佚钩沉,嘉惠后世,足为治医者及治国学者效法借鉴。这里钞录《古方选注》中所有范汪方,录其方名主证,略去煎法、禁忌与方药,以便后人采录焉。

《范汪》疗伤寒雪煎方;

《范汪》疗天行热毒,下利赤白,久下脓血及下部毒气,当下细虫如布丝缕大,或长四五寸,黑头锐尾,麝香丸方;

《范汪》水导散,疗天行痛烦热如火,狂言妄语欲走方;

《范汪》桂枝汤疗天行蠹病方;

《范汪》疗留饮宿食桑耳丸方;

《范汪》沃云汤　疗上气不得息卧,喉中如水鸡声,气欲绝方;

《范汪》通命丸　疗心腹积聚,寒中疝痛,又心胸满,胁下急,绕脐痛方;

————————

①　《章太炎全集·医论集》,《论中医剥复案与吴检斋书》,上海人民出版社1994年版,324页。

②　《章太炎全集·医论集》,《伤寒论辑义序》,上海人民出版社1994年版,364页。

《范汪》疗卒不得语方；

《范汪》疗腰痛及积年痛者方；

《范汪》疗大水肿，腹如鼓，坚如石方；

《范汪》水瘕病，心下如数升油囊，㳷㳷作声，日饮三斗，不用食，但欲饮，久病则为瘕，坚有蛤蟆鳖方；

《范汪》疗发背及妇人发乳及肠痈木占斯散方；

《范汪》内补散（一名排脓散）疗发痈疽及已溃方；

《范汪》疗淋师所不能疗者方；

《范汪》疗五淋方；

《范汪》疗石淋方；

《范汪》疗石淋又方；

《范汪》疗在身白屑虚搔之，或呼作白癞方；

《范汪》疗少小脑长头大，囟开不合，臂胫小，不能胜头，三岁不合，熨药方①。

人们多关心太炎先生是否会看病。这里回忆一则往事。1961 年我从北京师范大学中文系毕业，同年录取为陆宗达教授的硕士研究生，学习以《说文解字》为中心的文字音韵训诂之学，陆师以太炎先生《文始》《小学答问》《国故论衡》作为讲授重要资料。陆先生有时把几位研究生叫到他家（玄武门外前青厂 52 号）授课，课间谈到他向太炎先生问学事。黄侃先生曾让陆师到苏州面见章太炎，见面后主要是向太老师请教学问，由于有这样的接触与学习，才有陆师宗达先生这副充满感情兼说师承的挽联。

① 《章太炎全集·医论集》《古方选注》，上海人民出版社 1994 年版，36—114 页。

陆先生说，太炎先生给人看病，是把今人当作汉人治。这话给我留下非常深刻的印象。"把今人当作汉人治"需要解释。试看太炎先生治病案例，大多按照张仲景《伤寒论》方基本精神开方治病，少用时方看病，这或许就是"把今人当作汉人治"的意思吧。例如《章太炎年谱长编》卷二载，1904年3月，宣判"章炳麟监禁三年，邹容监禁二年，许以羁系时日作抵，期满后不得驻上海租界"，"狱决，容、炳麟皆罚作。西人遇囚无状，容不平，又啖麦饭不饱，益愤激，内热溲膏。炳麟谓容曰：子素不嗜声色，又未近女，今不梦寐而髓自出，宜惩忿自摄持。不者，至春当病温。明年（1905）正月，疾果作，体温温不大热，但欲寐，又懊恼烦悗不得卧。炳麟知其病少阴也，念得中工进黄连阿胶鸡子黄汤，病日已矣。则告狱卒长，请自为持脉、疏汤药，弗许。病四十日，二月二十九日夜半卒于狱中，年二十一矣"。文中黄连阿胶鸡子黄汤即《伤寒论》卷六辨少阴病所载之方剂："少阴病，得之二三日以上，心中烦，不得卧，黄连阿胶汤主之。黄连四两，黄芩二两，芍药二两，鸡子黄二枚，阿胶三两，右五味，以水六升，先煮三物，取二升，去滓，内胶烊尽，小冷，内鸡子黄，搅令相得，温服七合，日三服。"又如，1920年太炎病，"自知阳明少阳病也，服小柴胡汤四五剂，不应，热作即愦愦，不可奈何，间以芒硝軬之，微得下，表证不为解，乃遣力延右长至。右长视方曰：不误。余曰：苟不误，何故服四五剂不效？其小柴胡汤加减七方，汤剂最神者也，余颇为人治疾，诸病在经府表里者，服此不过二三日而愈。今为己治，乃如啖朽木又不省也。右长视方良久，曰：此病挟热，诊脉得阳微结，何乃去黄芩加芍药？此小误也"。这也是依仲景方稍加变化而治病的例证。太炎先生多处说，对照病情，选用原方，不知化裁，是只知经方不知医经的错误治则："按病检方,而不察起病之本,是亦徒知经方,不知医经者。诚用其术,惧不可以应变。"引语见太炎先生《医术平议》。中医是在中医理论指导下长期历练不断临床中发展起来的实践科学,太炎先生在那个时代,不可能有充足时间投入临床,用仲景方缺少化裁,这可能是"把今人当汉人治"说法产生的原因。

太炎先生治病所据之方,主要是《伤寒论》方剂,时奏大效。据方加减,一是加减药味,一是加减药量。就加减药味言,曾请教名医如仲右长(名医仲昴庭之子)是其证,并且有理论之阐述。1935年秋在苏州国医学校作报告,讲稿今存,指出:"余谓研究《伤寒论》,先须明其大意,不必逐条强解,死于句下","要之,读《伤寒论》之法,贵乎明其大体。若陈修园之随句敷衍,强为解释,甚至误认伤寒自太阳病起,至厥阴病止,只是一种病之传变。如是死于句下,何能运用仲景之法以治变化无穷之病乎?"①关于"知其大意""不死句下"太炎先生举两例说明之。第一,太阳病内容庞杂,应分三章:"仲景《伤寒论》一书,包含甚广。惟太阳篇太无系统,使人读之,有望洋之叹。余意欲将本篇分为三章,以桂枝、麻黄、栀豉、白虎、调味承气证为一章;小柴胡、泻心汤、抵挡汤、桃核承气证为一章;其余又为一章。如是分章,较易明了。"②第二,《伤寒论》有误则需改之。他说:"惟近世坊间流行之《伤寒论》,误将厥利呕哕列入厥阴篇中,殊失仲景立论之本质。其实厥阴篇中,仅首条提纲及各条上著有'厥阴病'三字者,乃为厥阴

---

① 《章太炎全集·医论集·苏州国医学校演讲词》,上海人民出版社1994年版,409—410页。

② 《章太炎全集·医论集·苏州国医学校演讲词》,上海人民出版社1994年版,409页。

病之本病。其余厥、利、呕、哕诸条，当照《金匮玉函经》与霍乱、劳复、阴阳易等另列一篇，庶几无误。盖凡读《伤寒论》之方法，贵乎得其大体，固不必拘泥于文句也。"①

　　按太炎先生所说极是。《金匮玉函经》将厥阴病与厥利呕哕分为两节，合为一节始于北宋校正医书局。宋本卷六《辨厥阴病脉证并治》题目下有林亿、孙奇等所加小注"厥利呕哕附"，意指厥利呕哕原为独立一节，现附于厥阴篇。

　　关于仲景方剂药量之加减，太炎先生对此尤为重视。业内人士皆知，药量加减，关乎疗效，为医家不传之秘。为了加减准确，必须确知汉代药量与当今药量之对应关系，太炎先生不但自己进行古今药量对比实验，而且写文章探讨：见《章太炎全集·医论集》之《体积与重量之比例说》《伤寒论若干方重量与水之折合》《米与水之重量体积比例说》《论汤剂重轻之理》《古汤剂水药重量比例说》《论宋人煮散之得失》。

　　这些见诸文字记载的史料显示，太炎先生治病有法有则，有理论，有治验，他不是食古不化，泥古守旧，唯因主要时间精力投诸革命与研究经学，看病仅为绪余，故给人留下"把今人当汉人治"的浮表印象。

五、章太炎先生的医经训诂

　　太炎先生读经史及医学典籍很重视训诂。《制言》第二十五期诸

---

① 《章太炎全集·医论集·苏州国医学校演讲词》，上海人民出版社 1994 年版，408 页。

祖耿《记本师章公自述治学之功夫及志向》说："年十六，当应县试，病未往，任意浏览《史》《汉》。及卒业，知不明训诂，不能治《史》《汉》，乃取《说文解字》段氏注读之。适《尔雅》郝氏《义疏》初刻成，求得之。二书及遍，已十八岁。读《十三经注疏》，闇记尚不觉苦。毕，读《经义述闻》，始知运用《尔雅》《说文》以说经，时时改文立训，自觉非当。复读学海堂南菁书院两《经解》皆遍。二十岁，在余杭，谈论每过侪辈。忖路径近曲园先生，乃入诂经精舍。"关于医经之训诂，太炎先生亦多言之。《致钱玄同论医书》云："医师多不明训诂文字，柯（韵伯）、徐（忠可）之说，亦往往有可笑者，所谓瑾瑜匿瑕，无足深责。"①《伤寒论辑义按序》又云："东土训诂独详。"日本丹波元简《伤寒论辑义》详于训诂，恽铁樵加以按语，成《伤寒论辑义按》，太炎先生序之。《论痉》一文批评"成氏以鸟飞几几之字当之，误矣！"但太炎先生未为医经训诂专辑。今从《章太炎全集·医论集》《小学答问》《新方言》诸书中得医经训诂若干字如下。读这些文字训诂，宜得其方法要领。太炎避难日本时，"客居寥寂，日披大徐《说文》，久之，觉段桂王朱见俱未谛，适钱夏、黄侃、汪东辈相聚问学，遂成《小学答问》一卷"。

（一）臑

问曰：《说文》："臑，臂羊矢也。"说者不得其训，或欲改为羊豕臂，或欲改为臂羊肉，恐亦无当。不审羊矢何解。答曰：《甲乙经》云："阴廉在羊矢下。"《素问·三部九候论》注："肝脉在毛际外，羊矢下一寸半陷中，五里之分，卧而取之。"是股内廉近阴处

①　《章太炎全集·医论集·致钱玄同论医书》，上海人民出版社 1994 年版，141 页。

曰羊矢,为汉晋人常语,移以言臂内廉,则曰臂羊矢矣。诸家纷
纷改字,由平日疏于医经耳①。

《制言》第二十五期诸祖耿《记本师章公自述治学之功夫及志向》
一文亦载太炎此说。

按,《素问·三部九候论》:"下部天,足厥阴也。"王冰注:"谓肝脉
也,在毛际外羊矢下一寸半陷中五里之分,卧而取之,动应于手也。"
羊矢可卧取,有质感,其动应手。《甲乙经》有两处言及羊矢:

(1) 阴廉,在羊矢下,去气冲二寸动脉中,刺入八分,灸三
壮。——《甲乙经·卷三·第三十一》文末

(2) 妇人绝产,若未曾生产,阴廉主之,刺入八分,羊矢下一寸是
也。——《甲乙经·卷一二·妇人杂病第十》

"羊矢"有具体形象,抚之有质感,"按之隐指坚然"。

字书"臑"之训释各异。《故训汇纂》"臑"字汇解如下:

(1) "臑",盖骨形象羊矢,因名之也。《说文·肉部》徐锴系传;

(2) "臑",此谓臂中小骨形似羊矢(即"屎")者,每食猪肘,多有
此骨。《说文·肉部》桂馥义证;

(3) "臑",臂。羊豕曰臑。《说文解字注·肉部》;

(4) "臑",臂上也。羊豕曰臑,在人曰肱。《说文·肉部》朱骏声
通训定声。

《古汉语常用字字典》:"臑,牲畜的前肢。"

综上所释,当以太炎先生"股内廉近阴处曰羊矢,移以言臂内廉,
则曰臂羊矢"为得。

---

① 《章太炎全集》第七集《小学答问》,上海人民出版社1994年版,427页。

太炎先生此解，得自幽囚于龙泉寺，苦读诸书，精密思考，而知"臂羊矢"之"羊矢"是借用股内廉近阴处之羊矢。《故训汇纂》当收太炎先生此解。

（二）病能

《内经·风论》："愿闻其诊及其病能。"病能即病态也。凡诸形状皆谓之态，亦谓之能。苏州问何如曰"那能"。"那"即"若"字，"能"即"态"字，犹通语言怎么样矣①。

（三）潐

太炎先生曰："焦者，潐也，谓小水也。"谓三焦之"焦"通"潐"。"《八十一难》以为原气之别使，所止辄为原。'原'即今'源'字，谓水源也。其内连脏腑者，是即内之水源也。膈上、膈下、脐下各有水源。略举位次，分而为三，所谓'上焦如雾，中焦如沤，下焦如渎'者也。其布在躯壳者，亦通言三焦。由今验之，三焦者，自其液言，则所谓淋巴液、淋巴腺；自其液所流通之道言，则所谓淋巴管。腺云、管云，犹血液之与脉管也……脏腑间略分三部，曰如渎者，则淋巴管之象；曰如沤者，则淋巴腺凝如大豆之象；曰如雾者，则淋巴腺凝如粟米丛集成点之象。此三象者，上焦、中焦、下焦所通有，特互言以相发明耳。焦者，潐也，谓小水也……少阳本篇以口苦、咽干、目眩为主，口苦则足少阳胆汁上泄，咽干则手少阳三焦津液不布，廉泉渐涸为之，知三焦之为淋巴腺、淋巴管，则非有名而无形。"②

《论三焦即淋巴腺》主旨谓三焦为淋巴腺，与传统中医理论称三

---

① 《章太炎全集》第七集《新方言·释词第一》，上海人民出版社1994年版，21页。
② 《章太炎全集·医论集·论三焦即淋巴腺》，上海人民出版社1994年版，195页。

焦有名无形异,欲知章说之详,宜读此文。此文成于 1924 年,1957 年
人民卫生出版社《章太炎医论》收之。

(四) 食亦

《新方言·释言第二》:"《说文》:佽,惰也。以豉切。《内经》有食
亦病,亦即佽字。"①按,《说文》段注:"医经解㑊之㑊亦作此字。""解
㑊"又作"解佽",表示一种懒惰无力无神的病态,非病名。

太炎训释《内经》《伤寒》字词尚多,如训释《素问·生气通天论》
"风者,百病之始也。清静则肉腠闭拒,虽有大风苛毒,弗之能害也"
之"苛""毒"等,不枚举。太炎释词最大特点是皆以阐释中医理论之
重大问题。如释"㵾"而知三焦为淋巴腺,释"本云"而知叔和未窜乱
仲景《伤寒》,释"臑"而知《说文》臂羊矢之确解等等,与一般仅释字词
不涉医经经文者异趣。此谓文以载道者也。

附言:《章太炎先生论内经》是 2016 年 5、6 月间为纪念太炎先生
逝世八十周年写的一篇纪念文章,在北京中医药大学作了报告,后又
在北京师范大学作了一次报告。余今年八十周岁矣,虽尚能饭,目蒙
力衰,此文为余之挂笔作乎? 吁!

附:章太炎医界弟子考论

杨东方　周明鉴

附言:

《章太炎医界弟子考论》是北京中医药大学医古文教研室教授杨
东方先生及其夫人周明鉴合作。杨先生毕业于北京师范大学中文系

---

① 《章太炎全集》第七集《小学答问》,上海人民出版社 1994 年版,44 页。

古典文学专业,博士研究生,来北京中医药大学任教后,以中医目录学为研究重点,写有多篇论文,此篇专论太炎先生在中医界之弟子传人。这是一篇具有开创性的论文,前人少有论及。太炎先生一生爱好中医,时代没有给他这个机会,但是他的文章为中医界开辟了许多有待开发的新领域。太炎先生说:"从来提倡学术者,但指示方向,使人不迷;开通道路,使人得入而已。转精转密,往往在其门下与夫闻风私淑之人"(《章太炎全集·医论集》之《与恽铁樵书》)。中医界有这些传人,说明太炎先生研究中医的火种还在燃烧,文脉有人继承。2016 年中华中医药学会为全国医古文学会六名文科教授各成立一个师带徒班,我指导的师带徒班于同年 6 月 20 日揭幕,杨东方拜我为师。我的师带徒班面授国学与《内经》《伤寒论》文献今将此文收入,望东方继承太炎文脉,写出更为优秀的文章。

钱超尘

2016 年 5 月 17 日于北京中医药大学

章太炎先生是国学大师,经史子集无不涉及。其对医学也有相当研究,曾自称"医学第一"。其观点、功绩自民国至今天,学界研究颇多。但其医界弟子,学术界较少涉及,且语焉不详。实际上,研究这些医学弟子不但对研究章氏医学思想及功绩有重要意义,对鸟瞰整个民国医界也有重要意义。

1. 章氏弟子考

1.1　陆渊雷

陆渊雷(1894—1955)。现代著名医家。上海川沙人。长期从事临诊实践和中医教学工作。著《伤寒论今释》《金匮要略今释》《陆氏论医集》等。陆渊雷在《墨沈五则》中回顾了成为章氏弟子的过程：
"余之初见先生，乃与恽先生（铁樵）同晋谒，其时先生招恽先生诊病，
恽先生以耳聋故，病家告语必由学徒笔译，谓太炎先生国学大师，恐
译者不能达意，特挈余偕。其后与衡之、次公办上海国医学院，请
先生为院长，相见始数。先生高年硕学，后进晋谒者皆执弟子礼。
先生向人齿及余与衡之、次公等，亦视为门人。"师徒之间经常讨论
医学问题，陆渊雷《太炎先生论医集序》言："予少壮以后弃文学教
读而业医，业医有年，始得亲炙先生，每晋谒，先生辄引与论医，竟
日不倦，时聆精义妙理，则退而震惊，以为中医之发明家，前无
古人。"

　　陆氏弟子甚多，其中谢诵穆时刻高举太炎先生大旗，发扬章氏学
术思想和学术方法。谢诵穆（1911—1973），一名颖甫，后改为仲墨，
浙江萧山人。著有《温病论衡》《湿温论治》等。谢诵穆是陆渊雷最得
意门生之一。陆渊雷《墨沈四则》言："吾门擅文笔而长考据者，得二
人焉，曰谢诵穆，曰范式谢之著作……阅览之博，搜讨之精，谢不知
范。取其大意，弃其饾饤，范亦不如谢。"谢诵穆注意搜集的太炎先生
的医学著述，尝整理太炎先生论医集，惜未成功。陆渊雷《太炎先生
论医集序》言："先生论医之文若干篇，及门谢诵穆尝裒集谋梓行，请
于先生，先生汰去大半，仅存若干篇，将自点定，百六遘否，遽归道山，
已失原稿所在。"除了重视太炎先生医学文献的整理，谢诵穆还非常
重视太炎先生学术方法的总结。谢诵穆《中医往何处去》中谈到应该
用科学的方法整理中医，而科学的方法分为两种："一曰考据之方法"
"一曰统计之方法"。"章太炎先生之《王叔和考》"就是考据之方法典
范，谢氏全文迻录《王叔和考》并进行了分析。

1.2　徐衡之

陆渊雷所说的衡之即徐衡之。徐衡之（1903—1968），现代著名中医，江苏省常州市人。毕业于上海中医专门学校。后与陆渊雷、章次公等创办上海国医学院。发起成立中央国医馆，担任名誉理事和上海分馆董事。1949 年后，到卫生部、中医研究院及北医附属人民医院工作。临床经验丰富，曾治疗许多疑难重症。与姚若琴合作编有《宋元明清名医类案》6 卷。徐衡之多次笔录太炎先生的讲座，发表在《上海国医学院刊》上。更与章次公广泛搜集散见各报刊的文章，辑成《章太炎先生论医集》，附在所编的《宋元明清名医类案》后。

1.3　章次公

陆渊雷所说的次公即章次公。章次公（1903—1959），现代著名中医药学家，江苏镇江人。他名成之，出于对太炎先生的敬仰，取"次公"为字，后以字行。毕业于上海中医专门学校。行医后除了参与创办上海国医学院外，还曾任教于中国医学院。新中国成立后，历任上海市卫生局中医门诊特约医生兼中医进修班教师、卫生部中医顾问兼北京医院中医科主任。著有《药物学》等。他拜太炎先生为师，是追随陆渊雷、徐衡之两位。章次公《陆九芝论〈临证指南·温热门〉席姓七案书后》言："追随陆渊雷、徐衡之两先生问业于余杭章太炎先生之门，倡言中医改进。"介绍他拜师的是孙世扬，"因海宁孙世扬之介，执贽门下"。章次公除了跟徐衡之合作整理太炎先生文献外，他还多次与太炎先生书信探讨医学问题，并整理成文章发表，如 1929 年 1 卷 4 期《中国医学月刊》就有《上宗人太炎先生论王朴庄所说古方两数书》一文。

1.4　陈存仁

陈存仁(1908—1990),著名中医,上海老城厢人。毕业于上海中医专门学校。1929 年 3 月 17 日被中医界选为赴南京请愿团五人代表之一,抗议"废止中医案"。1949 年赴香港行医。1990 年,病逝于美国洛杉矶寓所。陈存仁拜太炎先生为师的目的是学习国学:"我拜识章太炎先生是在民国十七年(1928)……他起初以为我是公鹤先生的一个书童,后来经我说明,日间在丁甘仁老师处助写药方,晚间从姚老师学国文,他甚为激动,自称对中医很有研究,并且也能处方,所以对我大感兴趣,认为我要习国学,何不拜他为师? 我听了这话,喜出望外,立刻对他三鞠躬,改称老师。"但师徒之间经常谈论医学:"章师对医学方面,亦颇勤习,他开的都是仲景古方,可是他的药方,别人拿到了不敢进服,他知道我与次公都在丁甘仁办的中医专门学校就学,他常询问某病某症,应用何种时方,我们便把时方的用药告诉他,他有时认为也有相当意义。"陈存仁辑录有《章太炎先生医事言行》,载香港 1953 年《存仁医学丛刊》第二卷。

1.5　张破浪

张破浪,名祉浩,号春水,以字行。江苏松江人。关于其生卒年,学术界颇有争议。周家珍编著《20 世纪中华人物名字号辞典》著录为:"张祉浩(?—1936 在世)。"陈玉莹编著《中国近现代人物名号大辞典:全编增订本》(浙江古籍出版社 2005 年版,第 618 页)著录为:"张祉浩(?—1950 在世)。"并载 1950 年张氏曾将藏书设摊自卖,故此时应在世。至于其生年,张破浪癸亥年所撰《春雨杏花楼医学笔记叙》云:"处世三十二年。"则张破浪应生于 1891 年。二十岁时与杨了公、朱鸳雏结梅社,后为南社社员。

太炎先生重视对张破浪的培养。"张破浪先生在他的《春雨杏花楼笔记》中说：'太炎师医学湛深，人所不知。日间破浪到师处，师谓之曰：汝愿学医，能尽心研究否？余曰：愿之。师遂告以中医脏腑，西医经脉，出新著《时病新论势（即《猝病新论》）示余。余观之约二盲余页，议论透切，发人所未出。'"张破浪多次整理太炎先生的著述，中医改进研究会主办的《医学杂志》登载了其整理了多篇文献，如 1924 年第 18 期有《章太炎论脏腑经脉之要谛》，1924 年第 21 期有《肺炎病治法》等。其所著的《春雨杏花楼医学笔记》更是处处发扬其师。张破浪曾协助太炎先生办学校，《医学杂志》记载了张破浪给中医改进会的信，云："兹奉敝师太炎先生之命，创设中医学社，除面授者外，特设函授部。"附录的《中医通函教授专门学社简章》云："特由当世儒学医学大家章太炎师鉴政课本，总干斯事。恽氏铁樵国学医学遐迩知名，推为编订讲义。张氏破浪为余杭弟子，推为事务主任。"可见这所学校完全是破浪协助太炎先生而办。太炎先生也很倚重张破浪，多次通信与他讨论医学问题。

1.6　余云岫

与前面几个弟子不同，余云岫不是中医而是西医，并且是反对中医的西医。余云岫（1879—1954），名岩，字云岫，号百之，以字行。浙江镇海人。1929 年，出席南京国民政府中央卫生委员会会议，提出全面废止中医。虽然太炎先生是中医的坚定支持者，但不妨碍余氏对恩师的感情，太炎先生逝世三年后，余云岫曾在 1939 年的《制言月刊》第 53 期上发表《余杭章师逝世三周年追忆》一文追随恩师的经过："余始识余杭章先生，在日本东京，正先生讲学之时，执经入座，毕讲而退，先生固不知也。旋去东京，学医大阪，相隔千里，惟得先生《訄书》《国故论衡》等读之而已。归国后,寓上海作内科医。时师母汤夫人有疾,友人张君伯岸介余视之。余以所著《灵素商兑》,就正先生,乃知余为居东时听讲弟子也。自此得时时往谒,益得窥先生之樊篱矣。"

1.7　孙世扬

众弟子中,孙世扬(1892—1947)较为独特。他先师事太炎弟子黄季刚,后受业于章太炎。孙世扬,字鹰若。浙江海宁人。因体弱多病,又师事恽铁樵,得传恽氏衣钵。曾撰《恽先生传》,载1935年的《光华大学半月刊》第四卷第5期,亦载1939年的《制言杂志》第59期。孙世扬医术颇为高超。章氏弟子沈延国在《章太炎先生在苏州》一文中说:"孙君中医之术,有回天之工。延国在上海太炎文学院任职时,患胃疾,剧痛难忍,孙君为治一方,连服二十帖,大痊。"孙世扬与太炎先生师生情深,曾协助章氏主编《制言》,也帮助章氏整理医学文献。太炎先生《与恽铁樵书》就言:"顷与弟子孙世扬详较《霍乱篇》文义,乃知发热头痛身疼,皆在利止以后。"章氏临终前,孙氏也在床前侍奉。任启圣《章太炎先生晚年在苏州讲学始末》言:"先生精于医,其门徒孙世扬亦精医术,而皆不能治。"太炎先生过世两年后,即1938年,孙世扬以章氏国学讲习会名义,出版了太炎先生的《猝病新论》,共载医论三十八篇。

另外,王慎轩、叶橘泉等在医学上也深受太炎先生影响,但据现有资料,还没有发现其拜章氏为师的证据。

2. 章氏弟子对其师学术思想、学术方法的继承

太炎先生的人格魅力影响着整个民国医界,其医学观点也影响着他的弟子们。章次公曾言太炎先生对他三方面的影响:"贯习群方、用资证验一也,上不取《灵枢》《内》《难》,下不采薛叶诸家,以长沙

为宗师二也；兼综远西之说，以资攻错三也。"实际上，其他弟子也受到类似的影响，只是程度不同而已。

2.1　贯习群方、用资证验

医学重实践，更需经验。如何获得更多的实践机会，更多的经验？那就要多多参考别人的经验，也就是太炎先生所说的"习群方"。章氏弟子都很重视这一点，甚至连反对中医的余云岫也认为，研究中药，要广泛寻查方子。他在《科学的国产药物研究之第一步》言："除了询问现在老名医之外，最好把我国有价值旧医书的古方汇在一起，大可以寻得头绪。"在与人合作的文章《研究中药的方向和顺序》中亦言："整理方药：摘录认为有治疗作用的单味或复方，作初步统计。它的来源：（1）从历传中医文献，像本草、医方、医案中摘出；（2）有系统的分区广征民间或中医的习用成方。"

"贯习群方、用资证验"最好的方式是学习别人的医案。《宋元明清名医类案·编辑大意》引太炎先生言曰："中医之成绩，医案最著。学者欲求前人之经验心得，读医案最有线索可寻。循此专研，事半功倍。"故章氏弟子也非常重视医案。徐衡之就与人合作编有《宋元明清名医类案》，其缘起言："研究中医之步骤，初则读书博采，继则临诊实验，两者兼重，不可偏废。医案者，古人读书临诊之心血结晶，研究中医者所必读也。编者鉴于医案地位之重要，与学者需要医案之急切，故选辑宋元以后医案凡四十六人，皆沉疴立起，震撼一时之名家。说理则精当深刻，方药则推敲入微，其玲珑活泼处，足以增人智慧，触发巧思。并多方搜得古人时贤之评注，各以心得之见，为之剔幽钩沉，作精翔之发挥，于是原案之精义深意，豁露无遗，使读者有涣然冰释、心领神会之乐。"学习别人的医案，也给人提供有借鉴的医案，如陆渊雷很早就在报刊上披露自己的医案,如 1943 年第 3 卷第 11 期的《中国医药月刊》上就有《陆氏医案》。

2.2　以长沙为宗师

这方面,章氏弟子所受影响也很大。张破浪《春雨杏花楼医学笔记》第一则开首就言:"仲景《伤寒论》注释者自成无己以后,不下百余家,而吾师余杭氏以明代注释家往往变易章句,加以注释,甚为不满,谓为自作聪明,胆大妄为,无所不至。"因为太炎先生推崇柯琴,张破浪就撰写了《论柯韵伯先生之医学》,讨论了柯韵伯的生平、著作及医界对柯韵伯之评价,最后言:"章氏所说,源源本本,见解独到。说柯氏之书当取其《论翼》,不当尽取其《论注》,确也。盖《论注》之本改窜倒置,变易章句。犹与喻程诸家同病,自无怪章氏之所不取。井研廖平读者尚多,亦医中之经学家,其所批评毁誉参半,惟说柯氏未读《脉经》《病源》《千金》《外台》等书,不免武断。盖柯氏《论翼》中引《外台》等语,亦有总之。柯氏对于《伤寒》研究颇深,对于他书略而取之,未免深考,俗语所谓露马脚而。罗东逸说自属可取,评议柯氏,自有独到处,为他人所不可及耳。"陆渊雷也明确地说其在《伤寒论》学习和研究上受到太炎先生影响。《伤寒论今释叙例》言:"余少壮之年,弃儒学医,受《伤寒论》于武进恽铁樵先生,又请益于余杭章太炎先生。"如太炎先生认为,在《伤寒论》的各个版本中,成无己注本删改较多,宋本则贴近原貌。但宋本流传较少,甚至可能已经失传。明代赵开美据宋本翻刻,基本逼近原书面貌。陆渊雷的《伤寒论今释》的正文就用了赵开美本。其他弟子虽然没有直接说明,但受太炎先生影响是不言而喻的。如太炎先生推崇"同体而异名"的《金匮玉函经》,徐衡之、章次公就复刻了《金匮玉函经》,太炎先生还为他们撰写了"覆刻何本《金匮玉函经》题辞"。

2.3 兼综远西之说,以资攻错

太炎先生拥护中医,但也反对部分中医过度保守的观点,主张积极地借鉴西医,融会贯通。他的很多文章都呈现出这一点。主张衷中参西的张锡纯就很赞赏,他在《章太炎先生肺炎治法书后》中言:"读本志二十一期《章太炎先生论肺炎治法》,精微透彻,古今中外融会为一,洵为医学大家。"章氏弟子在这方面都很突出,如陆渊雷提出参照西医学,用近代科学的研究方法整理中医药学,是中医科学化的最重要代表性人物。徐衡之先生也认为:"科学东来,西医学说之足以证明占训者甚多。沟通中西,自是医家要务。然沟通之法,须深求占书精义,参以临床经验,从学理上探讨而后可。"徐衡之、章次公、陆渊雷他们所办的上海国医学院,就非常重视"兼采远西之说,以资攻错",其课程就包含大量西医内容,全部课程"可分五类,一曰基础科学,二曰基础医学,三曰应用医学,四曰研究门径,五曰功令课目"。包含西医内容最多的是前两类,基础科学就是理化、生物学、有机化学、国文、日文。基础医学共八科,"曰解剖生理学,曰胎生学,曰组织学,曰病原细菌学,曰医化学,曰病理总论,曰病理各论,曰医学常识。前五科皆西国学说,后三科则出人中西而观其汇通"。应该说,发皇古义,融会新知,是大部分章氏弟子的共识。连由文涉医的孙世扬都写有《西医所释伤寒论药品平议》一文,见 1939 年第五十期的《制言》。当然,余云岫全盘否定中医,就不是太炎先生的"兼综远西之说,以资攻错"。

2.4 重视汉方医学、注重考据

太炎先生对弟子的影响不仅仅是上述三点,实际上重视汉方医学、注重考据也很明显。太炎先生注重日本汉方医学,谢诵穆《研究中医者必读之书》就言:"太炎先生于清末亡命日本从事革命时,曾罗致日本汉医名著数种。民初袁世凯欲称帝,幽太炎先生于龙泉寺。先生于寺中,致汤夫人一书,犹语及其所藏之汉医书。"太炎《伤寒论今释序》亦言:"自《伤寒论》传及日本,为说者亦数十人,其随文解义者,颇视中土为审慎。其以方术治病,变化从心,不滞故常者,又往往多效。令仲景而在,其必曰:吾道东矣。"陆氏受其影响,取日本汉方医学论述较多。太炎《伤寒论今释序》:"陆子综合我国诸师说,参以日本之所证明,有所疑滞,又与远西新术校焉,而为《今释》八卷。"陈存仁先生更主编了《皇汉医学丛书》,向中医界全面介绍皇汉医学。

太炎先生是国学大师,其考据方法对弟子影响很大。陈存仁就言:"我编纂《中国药学大辞典》,请章师做序,章师指示搜考方法很周详。"其他弟子也都有考据性文字。孙世扬更有《伤寒论字诂》《金匮要略字诂》等训诂类的著作,见 1937 年第 37、38 期的《制言》。当然,太炎先生的考据方法全面发扬光大要等到其三传弟子钱超尘先生(其研究生导师陆宗达是黄侃先生的磕头弟子),钱先生以文字学、音韵学、训诂学、目录学等传统考据方法研究中医文献,开拓出许多新的研究领域,填补了多项学术空白,使中医考据学真正成为一个成熟的学科。钱先生对太炎先生抱有很深的感情,他在一次讲座中说:"如果说我在《伤寒论》方面有所体会做了一些工作的话,我首先要感谢章太炎先生。为什么这样说,我在 80 年代写了一部书,叫《伤寒论文献通考》,类似《伤寒论》文献史,是章太炎先生《金匮玉函经校录》这篇文章启发了我,指出了学习《伤寒论》文献的门径。"为了让学术界更加了解的太炎先生的学术,钱超尘先生还指导学苑出版社于 2009 年出版了《章太炎先生论伤寒》一书。

第三章　章太炎先生论《伤寒论》

太炎先生经学、史学、诸子、小学成就与贡献均有专著论及,唯医学成就与贡献鲜为人知。1994 年上海人民出版社《章太炎全集》第八集为太炎先生《医论集》,收集先生自 1899 年至 1935 年几乎所有医学论文,对研究太炎先生中医学术思想并借以观其全人具有重要意义。太炎先生研究中医最为推重《伤寒论》,他对《伤寒论》文献考证与临床论述,是研究中国医学史、中医文献史乃至中国文化史非常重要史料。

一、家门师友,多精中医

太炎先生自撰《自定年谱》,其中颇涉祖父、父亲、兄长、师友从医事。1923 年太炎先生《答张破浪论医书》云:"惠书询以医事,不佞于此,未尝三折肱也。家门师友,专此者多,故颇涉及崖略。"①其家门

---

① 《章太炎全集》第八册《答张破浪论医书》,上海人民出版社 1994 年版,158 页。

精于医者首推祖父章鉴（1802—1863，嘉庆七年—同治二年），字聿昭，自署晓湖。《自定年谱》云：鉴"蓄宋、元、明旧椠本五千卷，日督子弟讲诵"，"中岁好医术，自周、秦及唐、宋、明、清诸方书，悉谙诵上口。以家富，不受人饷糈，时时为贫者治疗，处方不过五六味，诸难病率旬日起"①。《光绪余杭县志稿·人物列传》称章鉴"少习举业，以妻病，误于医，遍购古今医家书，研究三十年。初仅为亲族治病，辄效"。太平天国后，"行医为活，尝治时疫之脉绝气脱者，一剂即起，立方参变不泥古。治危证，药不过三四味，曰少则力专，多则牵制也"②。

父名浚（1825—1890，道光五年—光绪十一年）。《光绪余杭县志稿·人物列传》云："章浚，字轮香，廪生，屡试优等，道光己酉（1849）拔萃科"，"生平长于医，为人治病辄效，暇则以诗自娱"③。太炎精中医，深受其祖父和父亲影响。

《自定年谱》称其父"子男四人：长殇，次钱，清光绪戊子浙江乡试举人，嘉兴儒学训导。次篯（1865—1930），清光绪壬寅（1902）浙江乡试举人。次炳麟"。

其兄章篯（1853—1928，咸丰三年—民国十七年）师从钱塘名医仲昂庭。仲氏名学辂，字昂庭（按，"昂"他书有误作"昂"者），是一位医学根底深厚医技精湛的中医大师。据《中医人名词典》介绍，仲氏推重《本草崇原》，撰《本草崇原集说》，"其书未及誊录即殁，章炳森就其原稿誊录补正，厘为三卷（1900），后附《本草经读》注，刊以传世"④。太炎称"昂庭先生，清时以举人教于淳安。好明道伊川之学，

①　《章太炎年谱长编》，中华书局 1997 年版，2 页。
②③　《章太炎年谱长编》，中华书局 1997 年版，3 页。
④　李经纬：《中医人名词典》，上海辞书出版社 1988 年版，122 页。

尤善医。是时,下江诸医师皆宗苏州叶氏,顾忘其有禁方,习灸刺,以郄表钞撮为真,不效,则不知反求经训,观汉唐师法。夭枉日众。先生独祖述仲景,旁治孙思邈、王焘之书,以近世喻、张、柯、陈四家语教人,然自有神悟。处方精微洁净,希用骏药,而病应汤即效,人以为神"①。时宁波知府宗源瀚(1834—1897)闻昂庭医名,请至衙府礼待之,称慈禧太后有疾,征诏天下名医诊治,促应诏,昂庭乃"就征疗清慈禧太后,归,又主浙江医局,所全活无虑数万人"②。章籛得昂庭真传,在章氏三世中最称高明。太炎先生称籛"吾家三世皆知医,至君尤精。有窭人子求治疾者,必应之,所全活甚众。然未尝以技自暴,惧为显要役也"。《仲氏世医记》说,太炎先生亦曾随侍仲昂庭先生左右,学习临证:"仲昂庭先生在时,于余为尊行,常得侍,余治经甚勤。"③太炎先生不仅精勤医典,且随侍大医,对他的医事成长,具有重要意义。

太炎家族三世传医,德艺双馨。太炎青少年时代,中医典籍、医德医术,已经深深植根心中。他的大量医学论文之撰成与他对中医之挚爱,与他家三世传医、名医侍诊密不可分。

章浚立有《家训》,训诫诸子云:"妄自卑贱,足恭谄笑,为人类中最佣下者。精研经训,博通史书,学有成就,乃称名士。徒工词章,尚不足数,况书画之末乎? 然果专心一艺,以足自立,若脱易为之,以眩俗子,斯即谓斗方名士,慎勿堕入!"教导后辈精研经史。章浚又说:"曲园设教诂经精舍,吾时充监院,相处数岁",深知曲园学问人品,太炎从曲园学④。章浚悉心观察太炎禀赋资质因材施教。《自定年谱》

---

①② 《章太炎全集》第八册《仲氏世医记》,上海人民出版社1994年版,148页。
③④ 《章太炎年谱长编》,中华书局1979年版,3页。

云:"家故藏书,遭乱散尽,先君时举目录示之。稍课律诗及科举文字。余慕为古文辞,见天启、崇祯人制义,稍可之,犹以为易。"①章浚看到太炎产生向科举制义方面发展趋向,乃及时训诫曰:"尔文思倜傥,学古非难也,以入制义,则非童子所应为。"②光绪十六年庚寅(1890)《自定年谱》:"正月,先君殁,遗命以深衣敛。既卒哭,肄业诂经精舍。时德清俞荫甫先生主教,因得从学。"太炎从曲园先生学时年二十三,曲园已七十五六矣。太炎撰有《高先生传》,称:"炳麟见先生,先生年七十五六矣,犹日读书,朝必写百名,昼虽倦,不卧也。问经事,辄随口应。先生语炳麟曰:'惠、戴以降,朴学之士,炳炳有行列矣,然行义无卓绝可称者,方以程、朱侔也,视两汉诸经师艰苦忍形,遁世而不闷者,终莫能逮。夫处陵夷之世,刻志典籍,而操行不衰,常为法式,斯所谓易直弸中君子也,小子志之!'炳麟拜受教!"③曲园不但授以学术内容,而且以先贤品德教诲之。太炎从曲园学凡七八年,除随时请问外,主要是以自学为主。太炎先生在《章太炎先生答问》一文说:"曲园先生,吾师也。然非作八股,读书有不明白处,则问之。学问只在自修,事事要先生讲,讲不了许多。余小时多病,因弃八股,治小学,后乃涉猎经史,大概自求者多。"④

俞樾字荫甫,号曲园,浙江德清人,不仅是经学大师,而且兼通中医典籍,对《黄帝内经》版本训诂有精深研究,并推动刊刻中医经典著作以培育中医人才,曲园先生对中医之贡献值得深入研究。俞曲园《春在堂全书·读书余录》(又称《内经辨言》)至今仍为研究《黄帝内

---

① ② 《章太炎年谱长编》,中华书局 1979 年版,5 页。
③ 《章太炎年谱长编》,中华书局 1979 年版,12 页。
④ 《章太炎年谱长编》,中华书局 1979 年版,11 页。

经》训诂校勘工具书。《春在堂全书·尺牍》卷五写道:

> 《四库全书》中子书莫古于《黄帝内经》,而外间所有,不过马元台注本,于古义未通,故于经旨多谬。此书以王冰本为最古,而宋林亿、孙奇、高保衡等校正者为最善,鄂局未刻。窃思医学不明,为日已久,江浙间往往执不服药为中医之说,以免于中医之刃,亦无可如何之下策也。若刊刻此书,使群士得以研究医理,或可出一二名医。补弊扶偏,消除疹疠,亦调燮之一助云。

卷六又指出:

> 窃谓诸子之中,有益民生日用者,莫切于医家。宋元后诸家,师心自用,变更古义,立说愈多,流弊愈甚。宜多刻古本医书,如《难经》《甲乙经》《巢氏诸病源候论》《圣济总录》等,俾学者得以略闻周秦以上之遗言,推求炎黄以来之遗法,或有一二名医出于世间。

> 俞樾母、妻、长子累遭中医误治而亡,痛切之下,作《废医论》,愤而言曰:不服中药,以免庸医之刃。太炎在《仲氏世医记》里说:"先师德清俞君,恨俗医不知医,下药辄增人病,发愤作《废医论》,有疾委身以待天命。后病笃,得先生方(按,指得仲昂庭先生之子仲右长之方)始肯服。服之病良已,乃知道未绝也。"仲右长是太炎先生表弟,仲昂庭之子,"家所蓄方书甚众,右长发箧尽抽读之,尤精《伤寒论》,口占指数,条条可覆,故治病无犹豫"①。

太炎先生在《医术平议》中对《废医论》有如下评说:

> 先师俞君侨处苏州,苏州医好以瓜果入药,未有能起病者。

----

① 《章太炎全集》第八册《仲氏世医记》,上海人民出版社1994年版,149页。

累遭母、妻、长子之丧,发愤作《废医论》。不怪吴医之失,而迁怒
于扁鹊、子仪,亦已过矣。……以实校之,先师虽言废医,其讥近
世医师专持寸口以求病因,不知三部九候,足以救时俗之违经,
复岐雷之旧贯。斯起医,非废医也。

　　名曰废医,乃使医术增进。

《医术平议》说:"余宿尚方技,颇窥众家",以其三世传医,医学底蕴深
厚,成为大医,为意中事。然而家庭民族种姓教育与时势变迁,终于
使他步入反清革命政治斗争中。

　　太炎九岁向外祖父海盐朱有虔(字左卿)学习。《自定年谱》说:
"授音必审,粗为讲解,课读四年,稍知经训。暇亦时以明清遗事及王
而农、顾宁人著述大旨相晓,虽未读其书,闻之启发。"①又说:"架阁
有蒋良骐《东华录》,尝窃窥之,见戴名世、吕留良、曾静事,甚不平,因
念《春秋》贱夷狄之旨。"②在《民国光复》一文中说:"余成童时,尝闻
外祖父朱左卿先生言:'清初王船山尝云:国之变革不足患,而胡人入
主中夏则可耻',排满之思想遂酝酿于胸中。及读《东华录》至曾静
案,以为吕留良议论不谬。余遂时发狂论曰:明亡于满清,不如亡于
李自成,李自成非异族也。"③《先曾祖训导君　先祖国子君　先考知
县君事略》回忆家世及所受教育云:"吾家当明之盛,始迁余杭,族居
东乡四五百祀,子孙朴谨,未尝有大过。先曾祖以下三世,尤以才行
学谊称。先考尝以廪膳生援例得知县,治事过侪辈,而不乐仕。炳麟
幼时闻先人余论,读书欲光复汉绩,先考亦不禁也。尝从容言:'吾家

①　《章太炎年谱长编》,中华书局 1979 年版,4 页。
②　《章太炎年谱长编》,中华书局 1979 年版,5 页。
③　《章太炎年谱长编》,中华书局 1979 年版,6 页。

入清已七八世,殁皆用深衣敛。吾虽得职事官,未尝诣吏部。吾即死,不敢违家教,无加清时章服。'炳麟闻之,尤感动。及免丧,清政衰矣。始从事光复,遭缧绁,遇狙击,未尝敢挫。幸而有功,此皆先世遗教之渐成也。"《余杭章先生墓志铭》云:"外祖朱氏,尝授以《春秋》大义,谓夷夏之辨,严于君臣,服膺片言,以至没齿。"青少年所受教育,影响终生。太炎政治理想与曲园大不合,终以《谢本师》以去。

在反清尖锐斗争中,流亡日本,回到国内,仍谆谆不忘中医事业,抽暇撰写大量精辟医学论文,尤以论《伤寒》者居多。恽铁樵《章太炎先生霍乱论编后》云:"太炎先生为当代国学大师,稍知治学者,无不仰之如泰山北斗。医学乃其余绪,而深造如此,洵奇人也。"太炎先生医学论著,为研究中国医学史、考证中医古籍不可逾越的宝贵典册。

二、余于方书,独信伤寒

太炎先生所阅医学典籍,按其所举书名及未举书名仅称作者者(如仅称"王清任"而不举《医林改错》等)粗计一百五十余部,上起《黄帝内经》《神农本草经》《伤寒论》《金匮要略》下至恽铁樵、章次公诸人著作,皆在博览研读中,这里尚未将文史诸子涉及医事诸书及日本中医文献家之作包括在内。太炎先生博通经史,撷取史料,医文相贯,对比思考;每读医书,依目而求,沟通古今,寻其传承,如此读书撰文,启迪后学多多矣。

在诸书中,太炎最重《伤寒论》。1909 年时年四十,于日本撰《医术平议》:"五八之际,婴戚于天,负羁东窜,延命海隅。"[①]当时日本

---

① 《章太炎全集》第八册《医术平议》,上海人民出版社 1994 年版,16 页。

"自谓圆舆之上,位在第二",称其医术仅次西方医学,太炎乃就中西
疗效细密观察比较之。发现"观其审辨脏腑,形法较然,谓必有以愈
于旧术。涉历少久,知其鲜效。若夫患痎疟者,以几那致胀;若伤寒
者,以祛热结胸。微者为剧,剧者致死,既数数见之矣"①。在《与恽
铁樵书》一文中对比中日治伤寒之高下云:"唯彼中伤寒之治疗,至今
浅陋无胜人处,而吾土独《伤寒论》辨析最详,即入手桂枝、麻黄、大青
龙、小柴胡诸方,变化错综,已非彼土所能梦到。是以医家遇此,未尝
束手。"②读至此,切勿以为太炎先生轻视甚至反对西医。他在多篇
文章中皆说,西医之生理学解剖学诊断学等等,皆当为中医认真学
习:"窃观脏腑锢病,以中医不习解剖生理,自让西医独步。"③在《伤
寒论辑义按序》说:"前世论生理虽有歧异,必不若近世远西之精也。
治锢病者不素习远西新术,病所不定,诛伐无过,不可以言大巧。"④
又谓有的中医独持寸口不晓三部九候仅凭三指悬揣而论病,自以西
医诊断为高。从学术史角度观察《伤寒》之为书,实为医理之圭臬,治
验之准绳。太炎先生云:"医经经方,自古有别。《素问》《针经》《甲
乙》《八十一难》诸书,其论病因则详,不及汤齐。孙思邈、王焘之书,
汤齐备矣,而论病亦已阔疏。兼综之者,其唯仲景叔和耶! 平脉所
次,非独伤寒一端。《伤寒论》者,梁世名《辨伤寒》,与《张仲景方》异
录。盖《金匮要略》为经方,《伤寒论》即兼医经、经方二事。《脉经》亦
略录方齐。……故《伤寒论》《脉经》者,犹法律之有名例,使人得准之

---

①　《章太炎全集·医论集·医术平议》,上海人民出版社 1994 年版,16 页。
②③　《章太炎全集·医论集·与恽铁樵书》,上海人民出版社 1994 年版,330 页。
④　《章太炎全集·医论集·伤寒论辑义按序》,上海人民出版社 1994 年版,
364 页。

而为加减者也。"①太炎先生对《伤寒论》总的印象是，"中医之胜于西
医者，大抵伤寒为独甚"。"他书或有兴废，《伤寒论》者无时焉可废者
也。"②"余于方书，独信《伤寒论》，其杂病之书，自《金匮》时复而下，
率不敢一一保任。然如越婢汤之治里水、葶苈大枣汤之治肺痈、大黄
牡丹汤之治肠痈，用之数效，往往西医所不能者。推之，《千金》《外
台》诸书，效方当更广。是故中医诚有缺陷，遽以为可废，则非也。习
西医者，见其起病有验，辄谓中土医术不足道，其效乃在药。夫药由
人用，方由人合，用之失，虽黄精、人参亦杀人。然则所以能起病者，
果药之功耶？抑医之功耶？"③1911 年太炎先生从日本东京寄信钱玄
同，论《伤寒论》在诸医书中的地位与重要性，指出："医书大抵上取先
唐，兼存两宋，金元明诸家著述，略不必观。明末喻嘉言、近世柯韵
伯、徐忠可之书，是所应览。叶天士、吴鞠通浅薄之言，不足尚也。自
唐以前旧籍，不过十部，《灵枢》《素问》，诚是元龟，所重乃在经脉出
入、疾病传变，其傅会五行者，但当置之。《八十一难》，虽是古书，而
妖妄之言甚重，亦当取其一二。近道者，唯《伤寒论》《金匮要略》，语
皆精审，绝少傅会五行之语，审证处方，非是莫赖。方有不足，则取之
《千金》《外台》诸书（所存六朝人方甚多）。然二书疏方甚众，议病太
少，非先知《伤寒》《金匮》之义，亦不能善用也。宋世则朱肱《活人方》
（字学有张有、医学有朱肱，皆能守古，此湖州先正典型也）、《苏沈良

①　《章太炎全集·医论集·医术平议·平方药篇》，上海人民出版社 1994 年版，
23 页。
②　《章太炎全集·医论集·论中医剥复案与吴简斋书》，上海人民出版社 1994 年
版，324 页。
③　《章太炎全集·医论集·中国医药问题序》，上海人民出版社 1994 年版，
348 页。

方》(子瞻、存中)、许叔微《本事方》及当时官书《圣济总录》(徽宗所作)《和剂局方》之伦,悉可备览。"①钱玄同是太炎先生弟子。太炎《自定年谱》说:"弟子成就者,蕲春黄侃季刚、归安钱夏季中、海盐朱希祖逖先。季刚、季中皆明小学,季刚尤善音韵文辞,逖先博览,能知条理。"钱夏即玄同。太炎先生向玄同指示读医书门径,首推《伤寒》《金匮》及成无几《注解伤寒论》,指示方向,免其泛览,不得其要。太炎先生说:"从来提倡学术者,但指示方向,使人不迷,开通道路,使人得入而已。转精转密,往往在其门下与夫闻风私淑之人,则今时虽有未周,不足虑也。"②

三、胸罗万卷,考证精详

太炎先生对《伤寒论》之考证,阐明了《伤寒论》文献史上许多久而未决的问题。就其荦荦大者言之,如下。

(一) 仲景里籍职官考

言及仲景医疗事迹者以王叔和为最早。王叔和《脉经序》说:"夫医药为用,性命所系,和鹊至妙,犹或加思。仲景明审,亦候形证,一毫有疑,则考校以求验,故伤寒有承气之戒,呕哕发下焦之问。"大意是说,医和扁鹊,医术至妙,每当临证,反复思考,医药与安危相系,不敢稍有不慎。至于仲景,不但反复思索,而且治病极为"明审"。"审"者,详细周密也,通过考察比较以辨别方药之当否。王叔和与仲景弟子卫汛同时,则叔和与仲景同时而稍后。通过叔和简略介绍,可以想

①《章太炎全集·医论集·致钱玄同论医书》,上海人民出版社 1994 年版,348 页。

②《章太炎全集·医论集·与恽铁樵书》,上海人民出版社 1994 年版,331 页。

见仲景治病何等明审与谨慎。

　　言及仲景生平事迹者以皇甫谧为最早。《甲乙经序》："仲景见侍中王仲宣,时年二十余,谓曰:'君有病,四十当眉落,眉落半年而死。'令服五石汤可免。仲宣嫌其言忤,受汤勿服。居三日,见仲宣,谓曰:'服汤否?'仲宣曰:'已服。'仲景曰:'色候固非服汤之诊,君何轻命耶?'后二十年果眉落,后一百八十七日而死,终如其言……仲景论广《伊尹汤液》为十数卷,用之多验。近代太医令王叔和撰次仲景医论甚精,指事施用。"太炎先生《菿汉微言论医二则》称"张仲景、王叔和事,最先见于皇甫谧《甲乙经序》。谧作《释劝论》,又云:'华佗存精于独识,仲景垂妙于定方。'葛洪《抱朴子·至理篇》亦云:'文挚愆期,以瘳危困,仲景穿胸,以纳赤饼。'此皆举仲景事最先者也。"①仲景史书无传,点滴事迹,散见他书,唯将诸事汇而综之,庶可观其大体。太炎称皇甫谧所举为"仲景事最先者",借此可得仲景事迹端绪。

　　太炎先生博考史传医方,从《太平御览》卷七二〇与卷七二二,《后汉书·党锢传》、《张湛·养生论》、《何颙别传》、《晋书·皇甫谧传》、《抱朴子》、《广韵》、《三国志·魏书·王粲传》、《刘表传》、《桓阶传》、《三国志·魏书·华佗传》、《隋书·经籍志》,唐初刘知幾《史通·人物篇》,孙思邈《千金要方》卷二六《食治篇》,唐甘伯宗《名医录》,宋林亿《伤寒论序》等进行综合考证,揭示出许多重要学术信息。如:

　　(1)仲景预断王粲仲宣患病对于考证仲景事迹至关重要。太炎先生云:"仲景事虽无可征,以王仲宣事参考,则可知也。王粲传云:

---

　　①　《章太炎全集·医论集·菿汉微言论医二则》,上海人民出版社1994年版,145页。

年十七,司徒辟诏除黄门侍郎,不就,之荆州依刘表。仲景遇仲宣,正在其十七岁时,盖方为长沙太守。长沙为荆州属郡,故于是时见之也。"(《医故·眉批七则》)①

这里需要补充的是,仲景见王粲之时,非粲年"二十余",而是年当二十,"余"字障人眼目;王粲非死于麻风病,而是死于大疫。

《甲乙经序》"时年二十余",南宋程迥淳熙三年(1176)所撰《医经正本书》引《甲乙经序》无"余"字。清孙鼎宜《张仲景传》谓"余"字乃语助词,非"多余"之"余":"盖余字古多用以足句。如《日出东南隅》诗:一环五百万,两环千万余。其明证也。"则仲景观王粲色候以验病,时当建安二年,王粲时年二十岁也。

有谓王粲患大麻风病而死,太炎先生亦持此说。《章太炎全集·医论集·论狐惑及疠》云:"若《甲乙经序》称,王仲宣年二十余,仲景谓曰:君有病,四十当眉落,眉落半年而死。"令服五石汤可免。仲宣受汤勿服。居三日,谓曰:"服汤否?"仲宣曰:"已服。"仲景曰:"色候固非服汤之诊,君何轻命也?"仲宣犹不言,后二十年果眉落,后一百八十七日死。此落眉当是今之大麻风,广中是病多传子孙,少时不觉,及期而作,故仲景能预知之,若梅毒则不得逾二十年而发也。《千金》称大麻风为恶疾大风,云有初得遍体无异而眉须已落,有遍体已坏而眉须俨然者。其方有石灰酒,主生毛发、须眉,去大风,是即仲景用五石意也。②

天津中医药大学郭霭春教授《中国医史年表》公元 218 年《记事》

---

① 《章太炎全集·医论集·医故眉批七则》第四,上海人民出版社 1994 年版,441 页。

② 《章太炎全集·医论集·论狐惑及疠》,上海人民出版社 1994 年版,280 页。

栏:"王粲病麻风。"《资料来源》栏称见于《三国志·魏书》卷二一《王粲传》及《甲乙经·序》。考《魏书·王粲传》及《甲乙经序》皆未言王粲患麻风。

据有关史料,王粲死于大疫,非死于麻风也。

《三国志·魏书》卷二一《王粲传》:"王粲(177—217),字仲宣,山阳高平人也……献帝西迁,粲徙长安。左中郎将蔡邕见而奇之。时邕才学显著,贵重朝廷,常车骑填巷,宾客盈座。闻粲在门,倒屣迎之。粲至,年既幼弱,容状短小,一座尽惊。邕曰:此王公孙也,有异才,吾不如也。吾家书籍文章,尽当与之。年十七,司徒辟诏黄门侍郎,以西京扰乱,皆不就。乃之荆州依刘表。表以粲貌寝,而体弱通侻,不甚重也……建安二十一年从征吴,二十二年春,道病,卒。时年四十一。"

曹植《说疫气》:"建安二十二年,厉气流行,家家有僵尸之痛,户户有嚎泣之哀。或阖门而殪,或覆族而丧。或以为疫者,鬼神所作。夫罹此者,悉被褐茹藿之子,荆室蓬户之人耳。若夫鼎食殿处之家,重貂累蓐之门,若是者鲜矣。此乃阴阳失位,寒暑错时,是故生疫。而愚民悬符压之,亦可笑。"

《昭明文选》卷四二魏文帝曹丕《与吴质书一首》李善注:"《典略》曰:初,徐干、刘桢、应玚、阮瑀、陈琳、王粲等,与吴质并见友于太子。二十二年,魏大疫,诸人多死。"

建安二十二年大疫,死亡甚众,其事亦见《三国志·魏书·司马朗传》:"建安二十二年与夏侯惇、臧霸等征吴,到居巢,军士大疫,朗躬巡疫,致医药,遇疾,卒。时年四十七。"

王粲于建安二十年(215)三月随曹操西征张鲁。《昭明文选》卷二七记述征伐张鲁所获巨大战绩,王粲作《从军有苦乐》云:"相公征关右,赫怒震天威。一举灭獯虏,再举服羌夷。西收边地贼,忽若俯拾遗。"

《三国志·魏书·武帝纪》:"二十一年(216)冬十月治兵,遂征孙权。十一月至谯。"同年冬十一月王粲在谯(今亳州)作《悠悠涉荒路》诗:"朝入谯郡界,旷然消人忧,鸡鸣达四境,黍稷盈田畴。诗人美乐土,虽客犹愿留。"李善总括王粲诗写作背景道:"建安二十年三月,公西征张鲁,鲁及五子降。十二月至自南郑。是行也,侍中王粲作诗五首以美其事。"

综观王粲于建安二十年、二十一年、二十二年随军西征张鲁、东征孙权,戎马倥偬,龙马神健。诗以气行。观其诗,可知仲宣身心康健也。

《三国志·魏书·武帝操》:"建安二十二年(217)春正月,王军居巢。"王粲亦随军至居巢。王粲于二十一年岁末精神体力均佳,忽于建安二十二年正月突死,实乃死于大疫。曹植《王仲宣诔》云:"建安二十二年正月二十四日戊申,魏故侍中关内侯王君卒。呜呼哀哉!"

张仲景于王粲二十岁时预断他二十年后将死,此事亦见《太平御览》,可信。王粲死于大疫,非死于麻风。后人据《甲乙经序》"眉落而死"悬想死于麻风,与史实不合。

(2)太炎先生称仲景为南阳郡人。此虽为常识,但在太炎先生以前,有生于"南郡"之说。当以南阳郡说为正。清末著名医家陆九芝《张仲景传》称"张机,字仲景,南郡涅阳人也"。这一误说,一直延续到今天,高等中医院校教材或某些医家仍沿用陆九芝南郡误说。"南郡"位于河南南阳郡之南,地跨鄂豫,而南阳郡全境在河南。太炎先生云："《御览》七百二十二引《何颙别传》,同郡张仲景总角造颙,颙谓曰:'君用思精而韵不高,后将为良医。'卒如其言。颙先知独觉,言无虚发。"①何颙见《后汉书·党锢传》,与荀爽同辈,自为仲景先进。颙为南阳郡襄乡人,而仲景与之同郡,与林亿引《名医录》称张仲景为南阳人正相契合。在太炎先生启发下,其后有些学者进一步考证仲景具体生于何村。太炎先生曾任教于上海中国医学院、苏州国医学校,逝世后,上海中国医学院编录《国医文献张仲景特辑》,收录中日著名学者论文 49 篇,其中洪贯之《张仲景郡望生卒的推测》对于仲景具体生于何地,有更深入考证。苏州国医学校编录《章太炎先生医学遗著特辑》,收录太炎先生遗著 57 篇,此特辑作为《苏州国医杂志》第10 期之特刊。"苏州国医杂志"第五期"本校近讯"刊载一条重要信息:"聘请章太炎先生、谢立恒先生为名誉校长;添聘江苏省国医分馆馆长王硕如先生为校董。"《苏州国医杂志》创刊于 1934 年,第五期于1935 年春出版,太炎先生以小篆题写"苏州国医杂志"刊名,从第六期开始,杂志封面始用太炎所题刊名。该期封二有太炎先生篆体校训"诚敬勤朴",下署"章炳麟"行书三字。《章太炎先生医学遗著特辑》是现存最早太炎先生医学论文选录。选录分以下几项:一、医学演讲;二、医学论文;三、论医书牍;四、医学考证;五、医学文苑。前有陆渊雷序、唐慎坊序、王慎轩序。此特辑对研究太炎先生医学成就有重要价值。

(3)太炎先生考证,张仲景曾任长沙太守。太炎先生《张仲景事状考》指出:"仲景生南阳,仕为长沙太守。南阳、长沙皆荆州部,故得

---

①　《章太炎全集·医论集·医故眉批七则》,上海人民出版社 1994 年版,439 页。

与仲宣相遇。然据《刘表传》、王粲《英雄记》，长沙太守张羡叛表，表围之，连年不下，羡病死，长沙复立其子怿，表遂攻并怿。《桓阶传》太祖与袁绍相拒于官渡，表举州以应绍，长沙太守张羡举长沙及旁三郡拒表，则建安四五年事也。羡父子相继据长沙，仲景不得为其太守。意者，先在荆州，与仲宣遇，表既并怿，仲景始以表命官其地，则宜在建安七年后矣。南阳张氏，自廷尉释之以来，世为甲族。故《广韵》列张氏十四望，南阳次于清河。仲景自序亦称宗族素多，其与羡、怿或为一宗，表亦无所忌。"①

（二）"张羡即仲景"考

太炎先生对仲景官太守之事，在《医故眉批》一文中续加考证。《医故》二卷，清末郑文焯著。郑文焯（1856—1918）字俊臣，号叔同，又号小波，晚号大鹤山人。光绪间平江粹文阁刊《书带草堂丛书》，内收《医故》。2014 年湖南科技出版社《中医古籍珍本集成·医案医话医论卷》收有《医故》。太炎先生在《医故眉批七则》中说："裴松之引《英雄记》曰：'张羡，南阳人，先作零陵、桂阳长，甚得江湘间心。'似张羡即仲景，岂一名机一名羡欤？《后汉书》所以无传者，殆以隔在荆州，未入中夏，故姓名不彰欤？又仲景名机，亦无确证，张羡之为仲景，盖无疑义。"②按，《英雄记》，王粲传，已佚。

按，《张仲景事状考》称张怿被刘表并后，命仲景继任长沙太守；《眉批》则谓"似张羡即仲景，岂一名机一名羡欤？"又称"张羡之为仲景，盖无疑义"。《张仲景事状考》与《医故眉批》两文在细节上略有不

---

① 《章太炎全集·医论集·张仲景事状考》，上海人民出版社 1994 年版，313 页。
② 《章太炎全集·医论集·医故眉批七则》，上海人民出版社 1994 年版，441 页。

同,但仲景曾为长沙太守之观点无异。仲景史书无传,细节不同,不足深诧。

太炎先生认为仲景名"机"与字"仲景"训诂无据,当以名"羡"为是。清末孙鼎宜作《张仲景传》,以大量篇幅论证"机"字与"仲景"在训诂上没有任何联系,"机"字无"大"义,"景"字有"大"义,认为"张羡"字"仲景"训诂乃合。《国医文献张仲景特辑》收录郭象升《张仲景姓名事迹考》一文,从两《汉书》摘取大量实例,认为汉人一人两名是普遍现象,于是肯定张机又名张羡。

太炎先生《菿汉微言》《张仲景事状考》《医故眉批》博考文献,讨源纳流,执要说详,不仅所考诸事冲破仲景事迹之混沌,而且所用之考据方法,对后学亦启迪多多。

(三)《伤寒论》传本考

在医学经典著作中,文本传承错节盘根乱如縈丝者,莫若《伤寒论》。太炎先生通过正史目录、私家目录,将《伤寒论》《金匮玉函经》《张仲景药方》十五卷梳理得传承有序,端绪分明,条分缕析,纲举目张,考清以下重要问题。

1.《张仲景方》与《伤寒论》《金匮要略》关系考

正史目录首先著录仲景著作的是《隋书·经籍志》:"《张仲景方》十五卷。张仲景《辨伤寒》十卷。"其次是《旧唐书·经籍志》:"《张仲景药方》十五卷。王叔和撰。"再次是《新唐书·艺文志》:"王叔和《张仲景药方》十五卷。又《伤寒卒病论》十卷。"太炎先生在《伤寒论单论本题辞》中明确指出:

> 隋《经籍志》张仲景方十五卷,梁有张仲景《辨伤寒》十卷,唐《艺文志》王叔和《张仲景药方》十五卷,又《伤寒卒病论》十卷。

《唐志》以十五卷者题王叔和,则《伤寒论》在其中。今《伤寒论》单《论》本十卷、《金匮要略》则三卷,合之不及十五卷数,然《要略》亦尚有阙文。据林亿序,翰林学士王洙在馆阁日,于蠹简中得仲景《金匮玉函要略方》三卷。称《要略》则不详,言蠹简则不备可知也①。

王叔和整理之仲景著作最初名《张仲景方》或《张仲景药方》,皆称十五卷,其中包括《伤寒论》十卷。《伤寒论》在六朝期间又名《辨伤寒》。现行的张仲景《金匮要略》三卷,与《伤寒论》十卷合之不足十五卷。明于此,则《张仲景方》十五卷包括《伤寒论》十卷,以《金匮要略》在王洙发现时已有阙文,为“要略”之体,所以合之乃为十三卷之数。现存《伤寒论》《金匮要略》由王叔和编次整理,绝无疑义。又叔和与仲景同时而稍后,或曾亲炙门墙,则《伤寒论》《金匮要略》之可信性权威性无可质疑,后世所谓错简之论,固知其无据也。

上世纪末,日本从(财)前田育德会尊经阁文库发现陈延之《小品方》残卷抄本,今存《小品方》序及卷一。据日本学者考证,抄录时间在我国唐前。《小品方序》说,据《秘阁四部书目录》所载,当时流行的仲景著作有“张仲景《辨伤寒》并方有九卷,而世上有不啻九卷,未测定几卷,今且以目录为正。《张仲景》杂方有八卷”。又称“汉末有张仲景,意思精密,善详旧效,通于往古,自此以来,未闻胜者”。《小品方》之《辨伤寒》与《杂病方》合为十七卷,与《隋书·经籍志》之《张仲景方》十五卷之数虽小异,而《张仲景方》十五卷为六朝传本则可知。

---

① 《章太炎全集·医论集·伤寒论单论本题辞》,上海人民出版社1994年版,170页。

又《秘阁四部书目录》为刘宋王俭所撰《宋元徽元年秘阁四部书目录》简称。《宋元徽元年秘阁四部书目录》见梁阮孝绪《七录序》。王俭是刘宋时代著名目录学家,这部目录书是通记历代所有书籍之作,并参阅东晋初目录学家李充《晋元帝四部目录》而成,《晋元帝四部目录》虽亡,但《秘阁四部书目录》见于《小品方序》,则知至迟在东晋时代《辨伤寒》与《杂病方》已分别流行,合计为十七卷,则《伤寒杂病论》十六卷保存其中。太炎先生确指《张仲景方》十五卷包括《伤寒论》《金匮要略》两部书,对于我们根据正史目录追踪仲景著作流行与演变,具有重要指导意义。

2.《金匮玉函经》作者及其与《千金要方》《千金翼方》关系考

《金匮玉函经》是《伤寒论》的另一名称。北宋校正医书局于治平年间(1064—1067)校毕《伤寒论》《金匮玉函经》,在《校正金匮玉函经疏》中说:"《金匮玉函经》与《伤寒论》同体而别名,欲人互相检阅而为表里,以防后世之亡佚,其济人之心,不已深乎? 细考前后,乃王叔和撰次之书。"太炎先生认为《金匮玉函经》不是王叔和整理之作。1924年作《金匮玉函经校录》,指出:

> 清初钱谦益《绛云楼书目》有《玉函经》八卷,汉张仲景撰。指言八卷,其不以《金匮要略》借称可知。然则元明以来,医师虽不见是书,而藏书家往往获焉。今所见者,清康熙末何焯以宋钞本授上海陈世杰雕版,而日本延享三年清水敬长所重摹也。其书果出叔和撰次与否,今无以定。按其条目文句,与《伤寒论》时有异,叔和一人,不应自为舛错,疑江南范、汪以下诸师别得旧本,而采叔和校语及可、不可诸篇以附之也……盖其言地、水、火、风,合和成人,一气不调,百一生病,四神动作,四百四病,同

时俱起,此乃释典之说。王叔和生魏晋间,佛法未盛,不容言此,以此知为江南诸师所述。《千金方》又敷畅之耳①。

1932 年在《覆刻何本金匮玉函经题辞》中又加申说:

> 仲景宦游之迹多在荆州,江南诸师闻其遗法者盖众矣。亿等校定是经,谓亦叔和所集,《宋志》因之。寻叔和已集《伤寒论》,必不自为歧异。且其《证治总例》言地水火风,合和成人,四气合德,四神安和,一气不调,百一生病,四神动作,四百四病,同时俱起。此乃本之释典,非中土方书所有。叔和当魏晋间,释典虽已入中国,士人鲜涉其书,知是经非叔和所集,而为江南诸师秘爱仲景方者所别编。六朝人多好佛,故得引是以为其例耳②。

太炎先生将《金匮玉函经》与孙思邈《千金要方》《千金翼方》对照详细校读,发现许多重大问题。

其一,使我们对《千金要方》卷九"江南诸师秘仲景要方不传"准确含义有了正确理解。

太炎先生《金匮玉函经校录》说:"《证治总例》与《千金方》之《治病略例》《诊候》诸篇相类,篇中引张仲景则非仲景自述甚明,亦恐尚在王叔和后。"③循此线索,笔者继续追踪,不仅《千金要方》的《治病略例》《诊候》与《金匮玉函经》的《证治总例》绝大部分文字相同,而且发现《千金要方》卷二九《用针略例》《灸例》也大量引用《证治总例》。《中医杂志》1989 年第 6 期刊载笔者《金匮玉函经四考》对孙思邈引用

---

①③ 《章太炎全集·医论集·金匮玉函经校录》,上海人民出版社 1994 年版,297 页。

② 《章太炎全集·医论集·复刻何本金匮玉函经题辞》,上海人民出版社 1994 年版,392 页。

《证治总例》的字数考进行计算,发现《证治总例》绝大部分文字为孙思邈所引用,这就确证孙思邈在撰写《千金要方》时看到了《金匮玉函经》并加以引用。另一个更具有说服力的证据是,《金匮玉函经·证治总例》"张仲景曰:若欲治疾,当先以汤洗涤五脏"至"无地消散病笃而死"凡 408 字,不见他书,唯《金匮玉函经·证治总例》一引之,而这些文字却见于孙思邈《诊候》篇,因而可以确证孙思邈当时所见者是《金匮玉函经》卷一的《证治总例》,而没有见到卷二至卷八的仲景方证,于是他才感慨地说:"江南诸师秘仲景要方不传!"于是我们对孙思邈这句影响巨大的话有了正确的理解。

《千金翼方》卷九、卷十所载《伤寒论》是六朝之《辨伤寒》十卷。依正史目录上溯,可以与西晋初荀勖、魏郑默《魏中经簿》所载医书相接。下简说之。

孙思邈写《千金翼方》时,年已过百。《千金翼方》卷二六《取孔穴法第一》云:"吾十有八,而志学于医。今年过百岁,研综经方,推寻孔穴,所疑更多矣。"所谓"年过百岁"令人想象的年龄长度巨大。1981 年《中医大辞典》称孙氏生于 581 年,卒于 682 年,享寿 102 岁。衡诸思邈自述之年齿,考之当时著书之艰辛,又知思邈写作习惯是誊录稿件不委诸他人,孙思邈说:"抄写方书,专委下吏,承误即录,纰缪转多。以此而言,可为深诫。"思邈写作,从始至终,皆必自为。写作《针灸》一章时,"以养疾之暇,撰录《灸经》",其时身在病中。粗计卷二十六至卷三十凡五卷,凡四万余字,绝不是 102 岁时绝笔之作。写这段话的意思是,称孙思邈终年为 102 岁是考之不精之误说。终年到底何年,有待进一步读书考证。

其二,太炎先生校读《千金翼方》《金匮玉函经》发现与宋本《伤寒论》不同者有如下几点：

（1）《千金翼方》卷下之"宜温""忌火""宜火""忌灸""宜灸""忌刺""宜刺""忌水""宜水"九目不见于《伤寒论》，见于《金匮玉函经》，分别与《金匮玉函经》之《辨可温病形证》《辨不可火形证》《辨可火病形证》《辨不可灸病形证》《辨可灸病形证》《辨不可刺病形证》《辨可刺病形》《辨不可水病形证》《辨可水病形证》内容及次序同，故太炎先生说："唯《千金翼方》伤寒宜忌别出九目，本于《金匮玉函经》经。"这就提示《千金翼方》曾参阅《金匮玉函经》，证明《金匮玉函经》亦是流行于六朝之作。

（2）太炎先生指出："太阳病三四日不吐下，见芤乃汗之一条，《论》本（按'论'指《伤寒论》）所无，而《千金翼方》所述有是。"按，"太阳病三四日不吐下，见芤乃汗之"宋本《伤寒论》无，据今所知，六朝时期，唯《金匮玉函经》有之，梁阮孝绪《辨伤寒十卷》有之，但原书不存，难以取证。宋郭雍《伤寒补亡论》据《金匮玉函经》补此条。

（3）太炎先生指出，《伤寒论》141条"寒实结胸，无热证者，与三物小陷胸汤，白散亦可服"。方证相背，寒热舛驰，其方必误。太炎校读《金匮玉函经》及《千金翼方》，发现皆作"寒实结胸无热证者与三物小白散"，无"与三物小陷胸汤"七字，有此七字者大误。林亿在141条下出校语云，"一云与三物小白散"，而此校语为成无己《注解伤寒论》删之，是以困惑医家几近千年。太炎先生在《拟重刻古医书目序》中说："余昔以《论》中寒实结胸与三物小陷胸汤，白散亦可服，寒热互歧，诸家不决。因检《千金翼方》所引，但作三物小白散，而林校所引别本正与《千金翼方》同，由是宿疑冰释，今成注本删此语，则终古疑滞矣！信乎，稽古之士，宜得善本而读之也！"①

　　笔者《唐本伤寒论》（中国医药科技出版社 1994 年版）以《千金翼方》卷九、卷一〇《伤寒论》为底本以十个相关版本穷尽性详校之，发现大量材料可以证明孙思邈收录在《千金翼方》中的《伤寒论》是六朝传本，此本与梁阮孝绪《七录》所载《辨伤寒》十卷都来自同一个母本。研究《伤寒论》流传史最为困难的就是六朝这一历史时期，有了太炎先生这些精审详密考证，现在我们基本明白，六朝阶段流行的仲景著作颇为纷繁，名称亦异，据文献考察，有《张仲景方十五卷》《金匮玉函经八卷》《张仲景辨伤寒九卷》《张仲景辨伤寒十卷》等称谓。尽管书名卷数不同，但是它们的母本是一致的，共同的母本是王叔和编纂整理的《张仲景方》十五卷，这十五卷里包括《辨伤寒》十卷及《金匮要略》六卷（今存三卷）在内。

　　3. 宋本《伤寒论》版本流传考

　　六朝本向后世流传，分为两支，一为隋本，一为六朝本。隋朝避"坚"字，改为"鞕""固"（如"坚痕"改为"固痕"），通称避隋讳之本为"隋本"，此为一支。另一支不避隋讳，收于《千金翼方》卷九、卷十，通称此本为"六朝本"或"梁本"（梁"阮孝绪本"）。太炎先生《伤寒论单论本题辞》云：

　　　　盖孙氏所据为梁本（按唐书《隐逸孙思邈传》，隋文帝辅政，以国子博士召，不拜，密语人曰："复五十年，有圣人出，吾且助之。"是时去梁亡不及三十年，故得见梁时旧本。思邈又言：江南

————————

　　①　《章太炎全集·医论集·拟重刻古医书目序》，上海人民出版社 1994 年版，160 页。

诸师秘仲景法不传,是其得之甚难也。若隋平江南以后,则《仲景方》十五卷已在书府,何忧其秘乎?)继冲所献,亿等所校者为隋本,故一不避隋讳,一避隋讳也①。

简而言之,避隋讳者为"隋本",不避隋讳者为"梁本"。

今天通行之《伤寒论》为隋本,全书之"坚"皆避为"鞕"或"固"可知也。此隋本是如何传下来的呢? 它与高继冲有何关系呢? 下简考之。

在唐代,隋本是通行本,亦为官府选拔医仕之本。医仕者,医官也。《唐会要》卷八二《医术》:

> 乾元元年(758)二月五日制:"自今以后,有以医术入仕者,同明经例处分。"至三年正月十日右金吾长史王淑奏:"医术请同明经法选人,自今以后,各试医经方术策十道:《本草》二道、《脉经》二道、《素问》二道、张仲景《伤寒论》二道、诸杂经方义二道。通七以上留,以下放。"

王焘《外台秘要》大量引用《伤寒论》方证,且注云出某卷,与通行之《伤寒论》校读多同;林亿《校定备急千金要方后序》云:"臣读唐令,见其制:为医者皆习张仲景《伤寒论》。"林亿所云"见其制",即指《唐会要》卷八二《医术》所录之制令(即诏令)。隋本至唐末五代流行渐稀。五代十国之荆南国皇家书府藏有隋本手抄本,其末代国君高继冲在政治命运危难中,将抄本进献北宋朝廷。林亿《伤寒论序》简述此事:"开宝中,节度使高继冲曾编录进上,其文理舛错,未尝考证,历

---

① 《章太炎全集》第八册《伤寒论单论本题辞》,上海人民出版社 1994 年版,171 页。

代虽藏之书府,亦阙于雠校,是使治病之流,举天下无或知者。"高继冲政绩无可说,唯进献隋本《伤寒论》使之不致丧亡,为他最大历史功绩。天不丧斯文,才有高继冲进献之事。

下面简述高继冲进献《伤寒论》相关史事。

高继冲(942—973)是五代十国(907—960)荆南国最后一位国君,荆南国史事见《旧五代史》卷一三二《世袭传》、《新五代史》卷六九《南平世家》,宋王禹称《东都事略》、《资治通鉴》卷二七五、卷二七六、卷二八〇、卷二八七、卷二八八、《续资治通鉴》卷一、卷二、卷三。

高继冲的曾祖父高季兴于907年任南平节度使,南平即荆南。《资治通鉴》云:"荆南节度使高季兴寝疾,命其子行军司马、忠义节度使同平章事从诲权知军府事。丙辰,季兴卒。吴主以从诲为荆南节度使兼侍中。"季兴卒于928年。荆南国由其子高从诲(891—948)主掌。高氏家族主掌荆南国凡五世,惟二世从诲读书明礼,披览经史。《资治通鉴》卷二七九云:"从诲谓梁震曰:吾自念平生奉养,固已过矣。乃捐去玩好,以经史自娱。"

高从诲卒于948年,由其子高保融掌荆南。保融为继冲父,第三代荆南国主。《资治通鉴》卷二八八云:"荆南节度使南平文献王高从诲寝疾,以其子节度副使保融判内外兵马事,癸卯,从诲卒,保融知留后。"保融昏庸,耽于淫乐,一切事务皆委其弟保勖。《宋史》卷四八三《世袭传》云:"保融性迂阔淹缓,御兵治民,一时术略政事,悉委于母弟保勖。"《续资治通鉴》卷一云:"保融性迂缓,御军治民皆无法,高氏始衰。"保勖亦荒淫贪婪。《续资治通鉴》卷二云:"(961年)九月甲子,以高保勖为荆南节度使。保勖淫恣,好营造台榭,穷土木之工,军民咸怨,记室孙光宪谏,不听。"高保勖卒于962年十一月,此年相当北宋赵匡胤建隆三年。保勖为荆南国第四代国主。

荆南国第五代国主亦即最末一代国君高继冲。其叔保勖临终时问何人可继主荆南。《续资治通鉴》卷一云:"荆南节度使高保勖寝疾,召牙内都指挥使京兆梁延嗣曰:我疾将不起,孰可付后事者? 延嗣曰:先子舍其子继冲,以军府付公,今继冲长矣。保勖曰:子言是也。即以继冲权判内外军马事。甲戌,保勖卒。"从 962 年 11 月始继冲以荆南节度副使执掌荆南国国柄。963 年正月庚辰,晋升为荆南节度使。《续资治通鉴》卷三云:"正月丙子,以荆南节度副使权知军府事高继冲为荆南节度使。"

五代十国之荆南国为十国中之弱国。凡五代。世系如下:

高季兴→高从诲→高保融→高保勖→高继冲。

高氏家族何以有《伤寒论》?

高氏家族世系清楚,凡五代,曾祖季兴陕州硖石人,一介武夫,梁开平元年(907)以军功任荆南节度使,为高氏家族统治荆南奠定基础。第三代保融、第四代保勖迂阔懦弱、淫恣虐民,不恤政事,不亲书卷,是《伤寒论》约非得于此三人时期。唯第二代高保融能"以经史自娱",知书卷礼乐于修身治国不可或离。保融个人有此品德,尚须辅以客观条件。这个条件是——"劫掠"。

荆南国当今武汉稍北一带,建都江陵,扼四方水陆交通要冲,于十国中为蕞尔小国。《新五代史》叙其国云:

> 荆南地狭兵弱,介于吴楚为小国。自吴称帝,而南汉、闽、楚,皆奉梁正朔,岁时供奉,皆假道荆南。季兴、从诲常邀留其使者,掠取其物。而诸道以书责诮,或发兵加讨,即复还之而无愧。其后南汉与闽、蜀皆称帝,从诲所向称臣,盖利其赐予。俚俗语谓

夺攘苟得无愧耻者为赖子,犹言无赖也。故诸国皆目为高赖子。

此书非高氏家族历代相传固有,极有可能在高季兴、高从诲时期以掠取手段而获得,诸道或发书责难、或发兵加讨,乃奉还金宝,扣留书卷等,至高继冲危难之际,乃献之朝。

高继冲为何进献编录本《伤寒论》?

高继冲任荆南节度使时,时当北宋赵匡胤乾德元年(963 年)。此时距大宋建国(960 年始建国)已三年余。赵匡胤久有混一天下之志,此时正在酝酿征服荆南之计:以收伏湖湘为词假道荆南以灭之。据《续资治通鉴》卷三云:

> 庚申(963),以山南东道节度使兼侍中慕容延钊为湖南道行营都部署,枢密副使李处耘为都监,发兵会襄阳以讨张文表。先是,卢怀忠使荆南,帝谓曰:"江陵人情去就,山川向背,吾尽欲知之。"怀忠使还,报曰:"继冲控弦之士不过三万,年谷虽登,民困于暴敛,其势日不暇给,取之易耳。"于是帝召宰相范质等谓曰:"江陵四分五裂之国,今假道出师,因而下之,蔑不济矣。"遂以成算授处耘等。

《续资治通鉴》卷三详细记述以假道之计削平荆南过程以及高继冲无可奈何之状:

> 李处耘至襄州,先遣阁门使临洺丁德裕谕继冲以假道之意,请薪水给军。继冲与其僚佐谋,以民庶恐惧为词,愿供刍饩百里外。处耘又遣德裕往,(孙)光宪及延嗣请许之。兵马副使李景威说继冲曰:"王师虽假道以收湖湘,恐因而袭我,愿假兵三千设伏荆门险隘处,候其夜行,发伏攻其上将,王师必自退却,回军收张文表以献于朝廷,则公之功业大矣。不然,且有摇尾乞食之

祸。"继冲不听,曰:"吾家累岁奉朝廷,必无此事。"孙光宪曰:"景威,峡江一民耳,安识成败!且中国自周世宗时已有混一天下之志。宋兴,凡所措置,规模益宏远,今伐文表,如以山压卵耳。湖湘既平,岂有复假道而去耶? 不若早以疆土归朝廷,则荆楚免祸,公亦不失富贵。"继冲以为然。景威知计不行而叹曰:"大事去矣,何用生为?"因扼吭而死。景威,归州人也。继冲遣延嗣与其叔保寅奉牛酒来犒师,且觇师之所为。

壬辰,师至荆门,处耘见延嗣等,待之有加。延嗣喜,驰使报继冲以无虞。荆门距江陵百余里,是夕,延钊与延嗣等宴,饮于其帐,处耘密遣轻骑数千倍道前进。继冲但俟保寅、延嗣之还,遽闻宋师奄至,即惶恐出迎,遇处耘于江陵北十五里。处耘揖继冲,令待延钊,而率亲兵先入,登北门。比继冲与延钊俱还,宋师已分据冲要,布列街巷矣。继冲大惧(原注:《江陵志余》云:"宋兵入城,继冲以轿覆井,殆内人入舆,多堕井死。"),遂尽籍其三州,十七县,十四万二千三百户,奉表来归。

春秋时代,晋国假道于虞以伐虢,回师灭虞,故事再演,戏剧性地灭掉荆南。

高继冲于 962 年十一月任荆南节度使,963 年二月国除,任职三月余。灭国伊始,赵匡胤复命"高继冲为荆南节度使",然令"枢密承旨王仁瞻赴荆南巡检",对高继冲加以监视。《续资治通鉴》云,963 年六月乙未"诏:荆南兵愿归农者听,官为葺舍,给赐牛酒、种食"。遣散节度使统领的全部官兵。继而,又命王仁瞻为荆南节度使。《续资治通鉴》卷三云,六月"丁酉,命王仁瞻权知荆南军府事",解除高继冲荆南节度使之职。963 年十二月"荆南节度使高继冲表乞陪祀,许之,因举族归朝。癸未,改命继冲为武宁节度使",从此高继冲离开江陵。《新五代史》卷六九《南平世家》云:"季兴兴灭年世甚明,诸书皆同。盖自梁开平元年(907)镇荆南,至皇朝乾德元年(963)国除,凡五十七年。"

高继冲转任武宁节度使后,为求免祸,不断上献珍宝乃至户口簿、账簿等。《宋史》卷四八三《荆南高继冲传》云:"继冲籍管内乌粱钱帛之数来上,又献钱五万贯、绢五千匹、布五万匹,复遣支使王崇范诣阙贡金器五百两、银器五千两、锦绮二百段、龙脑香十斤、锦绣帷幕二百事。"《续资治通鉴》卷三:"(乾德元年五月甲子)高继冲籍伶官一百四十三人来献,诏悉分赐诸大臣。"高继冲在献无所献的情况下,想到《伤寒论》。为什么进献此书呢?

这与赵匡胤之弟赵炅韬晦养志编纂医书有密切关系。宋初,赵炅为编辑方书而搜罗名贵医书及名方异术玄针。赵炅《太平圣惠方·序》云:"朕昔自潜邸,求集名方异术玄针,皆得其要,间收得名方千余首,无非亲验,并有准绳,贵在救民,去除疾苦,并遍于翰林医官院各取到经乎家传应效药方合万余道,令尚药奉御王怀隐等四人,校勘类编,凡诸论证,并该其中,品药功效,悉载其内。"

赵炅"求集名方异术玄针"的时间在开宝年间,这个阶段,正是高继冲任武宁节度使之时,朝不虑夕,危不旋踵,忧患缠身,计无所出。恰好此时赵炅在求集医书医方,《伤寒论》为方论同集之作,乃进献之,希冀政治处境有所好转。孙奇、林亿《伤寒论序》云:"开宝中,节度使高继冲曾编录进上。"开宝凡九年,"开宝中"当指开宝四年或五年,约献于此时。但是他没有达到自己的愿望。《宋史》卷四八三《荆南高继冲传》云:"开宝六年(973)卒,年三十一。"献书不久即含恨逝去。史书未载高继冲生于何年,从卒年上溯三十一年,其生年为五代后晋天福七年(942年)。

高继冲于史事无足言,唯一可供后人思念者为献书事。

高继冲进献本有哪些特点呢?

高继冲进献《伤寒论》本之特点,从《伤寒论序》中可大体考知。

第一,"节度使高继冲曾编录进上"。"编"者,编次也,即对原书之次序作些调整;"录"者,抄录也,即将原书于进献前加以抄录。编录哪些内容,已不可知。

第二,"其文理舛错,未尝考正,亦缺于雠校"。进献本未经校勘,讹、衍、倒、夺,时有所见。古代传抄本类多如此。

第三,"历代藏之书府,是使治病之流,举天下无或知者"。尤可见此本之重秘、珍贵,为人间难得之重宝。梁代阮孝绪《七录》著录《辨伤寒十卷》,高继冲进献本亦为十卷,则与《辨伤寒》为同一传本系统。因而知《隋书·经籍志》所说"《辨伤寒》十卷亡",实非"亡"也。唐初宋遵贵以舟船运东都之书赴长安,中经砥柱,浪大覆舟,书籍多被淹没,《辨伤寒》十卷亦在其中,然民间仍有所藏,其后复出。

第四,高继冲进献本未被收入由赵炅主持由王怀隐编辑的《太平圣惠方》。赵匡胤崩后,其弟赵炅即位,是为宋太宗。他在开宝年间收集之名方异术玄针于登极后十六年即淳化三年(992年)刊行成书,名为《太平圣惠方》一百卷,其中卷八为《伤寒论》,与进献本大异。《太平圣惠方》卷八《伤寒论》残卷虽亦为六朝传本,但与高继冲进献本非同一传授系统。经笔者详考,《太平圣惠方》卷八《伤寒论》残卷系江南医师秘藏家传之本。孙思邈《千金要方》卷九云"江南诸师秘仲景要方不传",即此本。见笔者《江南秘本敦煌秘卷伤寒论校注考证》,学苑出版社2015年3月出版。由此可知,高继冲进献本献于北宋朝廷后,珍藏皇家书府,珍秘之甚也,以至连赵炅亦难得一见,故云"举天下无或知者"。

第五,从进献之初(约开宝四年或五年,971 或 972 年)至校正医书局以此本为底本而校之(治平元年,即 1064 年始校,治平二年校毕),中间凡九十余年,皆藏于皇家书府,无校勘、无著录,秘局尘封,"举天下无或知者"。至治平元年选此本为底本校定之乃始见天日。北宋校正医书局以此本为底本,极为有识。

高继冲进献本可直接与梁《七录》著录之《辨伤寒十卷》及与《小品方》著录之《辨伤寒九卷》联系起来,向上回溯,可以推知东晋李充《晋元帝四部目录》、西晋荀勖《晋中经簿》亦曾著录《辨伤寒》。此天不丧斯文,故有献者(高继冲),有校者(孙奇林亿),有翻刻者(赵开美),乃流传至今,嘉惠我民族于无穷,岂非我民族之大幸哉!

高继冲进献本上承张仲景《伤寒论》,由此尚可直追《汉书艺文志·经方类》之《汤液经法》,下启北宋校正医书局校定的《伤寒论》(分为大字本与小字本两种,内容全同,仅字之大小有异)、明赵开美翻刻的《伤寒论》、1991 年 6 月人民卫生出版社出版的由北京中医药大学刘渡舟任主编、钱超尘任副主编的宋本《伤寒论校注》、2018 年人民卫生出版社出版的由钱超尘编著的《宋本伤寒论校注考证》及《宋本白文本伤寒论》。近两千年来,人们研究之《伤寒论》,无不旋转于高继冲本肘下。

太炎先生对《伤寒论》文本传承历史,在《伤寒论单论本题辞》中,以简练文字概括如下:

> 其书传于今者,宋开宝中高继冲所献,治平二年林亿等所校,明赵开美以宋本摹刻,与成无己注本并行,至清而逸(按,赵

开美《仲景全书序》先以成注《伤寒论》《金匮要略》合刻,命之名《仲景全书》,既刻已,复得宋板《伤寒论》,复并刻之。然清世所传唯成注,而单《论》本则清修四库书时,已不可见),入日本枫山秘府,安政三年,丹波元坚又重摹之,由是复行于中土。其与成本异者,卷首各有目录,方下亦多叔和校语数事及亿等校语,成本亦尽删之矣。叔和于方下或云"疑非仲景方""疑非仲景意",终不敢以己意删剟,是以知其编次审慎。宋文宪习于金华口耳之学,顾谓叔和变乱仲景故书,此足以杜其口……

近世治经籍者,皆以得真本为亟,独医家为艺事,学者往往不寻古始。方、喻以下,恣意颠倒,清世唯有成无己注本为稍完善,然尚不能窥其本原,是本之出,非论古方技者之幸欤?……

此《伤寒论》十卷,独完好与梁《七录》无异,则天之未绝民命也,虽有拱璧以先驷马,未能珍于此也①。

在《拟重刻古医书目序》中又说:"其林校《伤寒论》原本,则赵清常影宋所刻,日本安政三年所翻……信乎,稽古之士,宜得善本而读之也。"②

太炎先生的考证是精辟正确的,今天通行的《伤寒论》十卷,来自明赵清常摹刻,赵本所据之底本是北宋本,北宋本来自隋本,隋本来自六朝梁阮孝绪《七录》著录的《辨伤寒》十卷。太炎先生所考,如数家珍,原原本本,端绪分明,皆为积学所得,有益治学。

---

①　《章太炎全集》第八册《伤寒论单论本题辞》,上海人民出版社 1994 年版,171 页。

②　《章太炎全集》第八册《拟重刻古医书目序》,上海人民出版社 1994 年版,160 页。

4. 四库馆未收宋本《伤寒论》

太炎先生在多篇文本考证中反复说日本安政三年翻刻之《伤寒论》较成无己本为善。如《拟重刻古医书目序》说："林校《伤寒论》原本,则赵清常影宋所刻,日本安政三年所翻,其异于成无己本者,卷首独有目录,方下多叔和按语。"但是乾隆年间开四库馆时,像《金匮玉函经》、赵开美本《伤寒论》四库竟未列入。太炎先生在《复刻何本金匮玉函经题辞》一文中指出:

> 唐时独孙思邈多取是经,宋馆阁虽尝校定,传者已希。元明以来,不绝如线,幸有何氏得宋本,写授其人刻之,下去乾隆校《四库》时才六十余岁,而《四库》竟未列入。盖时校录诸臣于医书最为疏略,如《伤寒论》只录成无己注本,不录治平原校,而时程永培所为购得诸书,往往弃之不采,即其比也①。

太炎先生追求善本《伤寒论》一生,终未寓目赵清常翻刻本,所见者仅为日本安政三年丹波元坚弟子堀川济翻刻本。所以未见赵开美翻刻的宋本《伤寒论》,是因为在太炎生活的时代,赵刻本《伤寒论》尚未流传于世,珍藏于藏书家手中,社会上流行的白文本《伤寒论》只有日本堀川济翻刻的宋本伤寒论。堀川济翻刻本的名称是《翻刻宋版伤寒论》。在赵开美本《伤寒论》流行于社会前,日本堀川济翻刻本是一部具有重要版本价值的《伤寒论》著作。

5. 赵开美翻刻宋本《伤寒论》简考

赵开美(1563—1624),字清常,江苏常熟人,号清常道人。他主

---

① 《章太炎全集》第八册《覆刻何本金匮玉函经题辞》,上海人民出版社 1994 年版,394 页。

持翻刻的《伤寒论》以北宋元祐三年小字本为底本摹刻之，收于《仲景全书》，开美称此翻刻本为《宋版伤寒论》，后世沿用其称为"宋本伤寒论"，而太炎先生称之为"赵开美本"或"赵清常本"。

《宋本伤寒论》目前存于何处？

"《宋本伤寒论》"这一概念原指北宋治平二年（1065 年）刊刻之大字本《伤寒论》及北宋元祐三年（1088 年）刊刻之小字本《伤寒论》。1144 年（金皇统四年、南宋绍兴十四年）成无己《注解伤寒论》刊行，注释详明，便于使用，逐渐取代无注大字本及小字本，南宋及元，宋本《伤寒论》未再刊行，至明仅有一部元祐三年小字本《伤寒论》一线单传，为明著名藏书家赵开美发现，翻刻于《仲景全书》中，所据之唯一底本小字本《伤寒论》原刻旋即亡佚。赵刻字体字距行格栏线逼近原刻（唯每卷首页增"宋林亿校正　明赵开美校刻　沈琳仝校"十五字及"仲景全书第某"，大为不当。近考卷首《医林列传》之张机、王叔和、成无己三篇传记以及卷末之《伤寒论后序》与卷四至卷十末页之木印牌记等皆为赵开美增入，不符合翻刻体例。明人翻刻古书，多增文陋习，为藏书家诟病），为读者珍重，称赵开美辑刻《仲景全书·伤寒论》为"宋本伤寒论"，实明赵开美刻本也。本文沿用通称，亦将赵开美翻刻本称为"宋本"。赵刻《仲景全书》收书四部：宋本《伤寒论》、成无己《注解伤寒论》、宋云公《伤寒类证》、《金匮要略》。

据笔者详考，赵刻《仲景全书》，圆宇之上，仅存五部：台湾故宫博物院文献大楼三楼善本书室一部、中国中医科学院善本书室一部、上海图书馆善本书室一部、上海中医药大学善本书室一部、沈阳中国医科大学善本书室一部，计五部。笔者皆目睹之，手抚之，笔录之，拍摄之（书影）。

我国所存五部宋本《伤寒论》个别文字偶有不同。如《平脉法第二》"若见损脉来至为难治（肾为脾所胜，脾胜不应时）"，其中十字小注，台湾本如此，上海本括号中小注作"肾谓所胜脾，脾胜不应时"。按，当以台湾本为正。卷三第 93 条台湾本"里未和，然后复下之"，中国中医科学院本作"得里和"，误。国内所藏五部尚有少数文字互异，不详举。考证版本，不仅在于考明刊刻始末以增进文献可信性，更重要的是有益于校勘。

笔者所阅五部宋本《伤寒论》皆有较详笔记或照片，本文对台湾故宫博物院所藏之宋本加以重点考证。

2009 年 4 月 10 日笔者赴台湾故宫博物院图书文献大楼三楼善本书室访阅赵开美《仲景全书》。

该书版本情况如下。

第一，书签。第一册夹有三张书签。第一张书签："国立中央图书馆　善本　子部　医家类　医理之属。书名：仲景全书。汉张机撰。二六卷。五册。明万历二十七年。海虞赵氏刊本。"第二张书签："汉张机撰。明赵开美编。仲景全书　二十六卷。明万历二十七年海虞赵氏刊本。书号：5892。五册。"第三张书签："平 064。平图 011603—011607。明万历己亥（二十七年）海虞赵氏刊本。"按，"平"是北平的简称。

第二，朱章及墨笔题记。封面皆签盖篆体"务本堂"三字朱章。第一册首页有矩庵墨笔题记。题记末尾签盖"矩翁""大徐"两枚朱章。这些朱章和墨笔题记中国中医科学院、沈阳中国医科大学、上海中医药大学、上海图书馆所藏《仲景全书》皆无。

第三，台湾本目录顺序。（1）赵开美刻《刻仲景全书序》；（2）《医林列传》；(3)《国子监牒文》；(4)《仲景全书目录》。

台湾本《仲景全书目录》无张仲景《伤寒杂病论集》自序。考赵开美《仲景全书》始刻时，先刻《注解伤寒论》，次刻《金匮要略》。待两书刻毕，偶得北宋元祐三年(1008)小字本《伤寒论》。赵开美《刻仲景全书序》云："既刻已，复得宋版《伤寒论》焉。予曩固知成注非全文，及得是书，不啻拱璧，转卷间而后知成注之荒也，因复并刻之。"《注解伤寒论》是《仲景全书》首先刊刻之本，因此把张仲景《伤寒卒病论集序》刻入此书中。这就是台湾故宫博物院《仲景全书》目录没有《伤寒杂病论论序》的原因。《仲景全书》刻毕装订之时，将宋版《伤寒论》十卷放在最前面，《注解伤寒论》放在第二，《伤寒类证》放在第三，最后是《金匮要略》，体现张仲景《伤寒杂病论》"伤寒"居前"杂病"居后的格局。

第四，"姜问岐印"及"秋农"图章。

《仲景全书》每卷第一页皆有"汉张仲景述""晋王叔和撰次""宋林亿校正""明赵开美校刻""沈琳仝校"字样，在"王叔和撰次"五字上，签盖"姜问岐印"及"秋农"两枚朱章。这几行字及两枚朱章在文献考证上具有重要意义。简单说，"张仲景述"表示《伤寒论》是张仲景"述而不作"之书，"述"指遵循旧章而无新创。林亿校正与赵开美校刻反映《伤寒论》流传轨迹。姜问岐将赵开美翻刻本保存下来。

第五，木印牌记。

卷四末页有"世让堂翻刻宋版赵氏家藏印"木印牌记。在此牌记之下有"东海仙蠹室藏书"朱章一枚。"东海仙蠹"者，赵开美号也。"仙蠹"者，蠹鱼也。旧书中所藏吃书虫曰"蠹"，俗称"书蠹"，尊而称之曰"仙蠹"。赵开美嗜书如蠹，故名其书室曰"仙蠹"。"书蠹"又称

"脉望"。唐段成式《酉阳杂俎》续集二《支诺皋》说："据《仙经曰》：蠹鱼三食神仙字，则化为此物，名曰脉望。"赵开美名其书室曰"脉望馆"，则"东海仙蠹室藏书"为赵开美藏书之章无疑矣。通过此闲章，可以证明台湾故宫博物院所藏之《仲景全书·伤寒论》为赵开美手抚亲读之本，珍奇无比矣！

卷五、卷六刻有"世让堂翻宋版"木印牌记。卷五字迹模糊。

卷七末页只存前两行书纸，其后残缺，后经修补，故未见木印牌记。依例推之，亦当有此六字木印牌记。

卷八、卷九、卷十末页均有"世让堂翻宋版"木印牌记。

卷十最后一页最后一行刻有"长州赵应期独刻"牌记。赵应期是当时长州地区优秀刻工。

在《伤寒论后序》最末一行下端有"东海仙蠹室藏书"朱章一枚。

北京国家图书馆所藏是据台湾本《伤寒论》拍摄的缩微胶卷本。

第六，台湾本流传的艰难曲折经历。

赵开美《仲景全书》以台湾本保存与流传历史最为曲折。

台湾所藏《仲景全书》原藏北平图书馆，为免日寇劫掠，1941年转移到美国国会图书馆寄藏。钱存训、王重民二位国学家，付出巨大努力，作出重大贡献。钱存训冒着生命危险将这批珍贵图书从上海运出海关。

钱存训转运图书事略如下。

下面材料见美国一份中文报纸：《知名中国书史学者钱存训去世》，2015年4月21日

MARGALIT FOX

2015年4月9日，中国书史及印刷史学者钱存训，在其位于

芝加哥的家中去世,享年 105 岁,他曾在日本占领上海期间冒着生命危险把数万本珍稀古籍偷运到安全地点。

钱存训去世的消息是由芝加哥大学(University of Chicago)发布的,他和该校的渊源始于 1940 年代末。去世时,他是芝加哥大学的东亚语言文化专业荣誉教授和东亚图书馆(East Asian library)荣誉馆长。

钱存训是世界上最知名的中国书目和古文字学学者之一,曾以中国文字的悠久历史为题写过大量书籍和文章,而且其中很多都是用英文写就的。他喜欢提醒世人,中国人最先发明了活字印刷术,比古登堡(Gutenberg)早好几百年。

钱存训在中国出生之际,恰逢中国末代皇帝的统治濒临终结。在二战结束期间,他成了一名年轻的图书管理员。为了不让一批珍稀善本落入占领者手中,他接受了一项秘密的任务。其中一些古籍已有 2 000 多年的历史。

位于华盛顿的国会图书馆(Library of Congress)同意接收 3 万册善本,但让人犯难的是如何将善本运出上海。到 1941 年的时候,上海的港口和海关都处于日本人的控制之下,这些善本如果被他们截获,很有可能被毁。而钱存训的秘密任务一旦暴露,他几乎肯定会被处死。

他决心不惜一切代价把书运出中国,但钱存训后来写道,要不是一个偶然的机会,他是不可能完成这件事的。

钱存训于 1909 年 12 月 1 日出生于中国东部的江苏省。青年时代,他编过一本学生刊物,主张推翻自 1910 年代以来一直试图野蛮瓜分中国的军阀。此后不久,他和他的老师被当地军阀的亲信逮捕。

年轻的钱存训后来被释放；而老师则被处死了。钱存训加入了国民革命军，这支军队在 1928 年打败了军阀，统一了中国。

钱存训进入金陵大学(今南京大学)读中国及西方历史和图书馆学，于 1932 年获得本科学位。后来，他去了如今是国家图书馆南京分馆的机构工作。

1937 年，钱存训冒着巨大的危险，与十几名家人一起逃离南京，刚好是在日本人进行大屠杀之前。后来在历史上被称为"南京大屠杀"的那场杀戮，造成 30 多万平民被杀死，逾 8 万名妇女被强奸。在上海住下来后，他加入了国家图书馆的上海分馆。

1931 年日本侵略东北三省之后，约有 6 万册善本从北京转移到上海保管，这些古籍代表着中国最重要的文化瑰宝。1937年，日本人占领上海之后，这些古籍(包括钱存训后来偷运出中国的那些)被藏到了上海的法租界和公共租界。

保护这些善本的长远计划至关重要，但问题依然存在：如何让它们通过海关？

1941 年，他夫人的一个老同学来家中拜访。这位同学有个哥哥恰巧是海关工作人员。钱存训动员了那个人来帮助自己的事业。钱存训秘密地把 3 万册善本装进 102 个木箱里，并按照那位海关人员的建议，在箱子上标出它们是美国国会图书馆购买的新书。他以一个书商的身份，为发货制造了假发票。

这些木箱子分几次从上海的港口运出，每次过海关时，都是钱存训的同伙值班。最后一个箱子于 1941 年 12 月 5 日离开了中国，那是日本袭击珍珠港的两天前。

在美国国会图书馆，这些书籍被翻拍为永久保存的缩微胶卷，总共有上千卷之多，让全世界的学者能够查阅它们。

1947 年，钱存训被派往美国索回这些古籍。但是，统治中国的国民党和共产党之间爆发了内战，阻止了他的回程。

他接受了美国芝加哥大学图书馆的邀请，为馆藏的中国书籍编目，后来，他于 1952 年获得了芝加哥大学的图书馆学硕士学位，再后来，于 1957 年获得了图书馆学和东亚研究的博士学位。在那以后的几十年里，钱存训扩大了芝加哥大学东亚图书馆的馆藏，使其成为美国最重要的东亚图书馆之一。

他的荣誉包括中国国家图书馆 1999 年授予他的"终身成就奖"。2007 年，南京大学在钱存训个人收藏的基础上，成立了钱存训图书馆。

20 世纪 60 年代中，美国把钱存训从上海挽救出来的那些古籍交给了台湾，保存在台北故宫博物院。为了让这些书籍回到北京的国家图书馆，钱存训做了多年的努力，但由于台湾与中国大陆之间紧张关系的历史，一直能做成这件事。

在采访中，钱存训有时会被问及他为什么冒着那么大的危险将书偷运出中国。他的回答很简单。"那是我的责任。"他说。

把美国国会图书馆《仲景全书》缩微胶卷带回中国大陆的是王重民（1903—1975，字有三，版本目录学家，北京大学教授，著有《中国善本书提要》《敦煌古籍叙录》等）。赵开美翻刻的宋本《伤寒论》收在《仲景全书》中。

《仲景全书》转移过程《中国善本书提要》傅振伦序、杨殿珣序、谢国桢序以及刘修业《后记》亦有记载。了解此事者不多。

王重民对目录版本研究成果主要收集在《中国善本书提要》中。该书写于 1939—1949 年之间。他的夫人刘修业在《中国善本书提要·后记》中写道：

> 一九三四年，北京图书馆派有三去法国巴黎国家图书馆编辑伯希和（P. Pelliot）劫去的敦煌卷子的目录，不久我亦随之赴法，帮助他抄录敦煌卷子的材料并搜集现藏于巴黎图书馆的古典小说、戏曲罕见本中的资料，这些书籍大都是来华传教士带回去的。一九三七年，我去英国伦敦大学进修，一九三八年，有三亦赴伦敦辑录藏于伦敦博物院图书馆中的斯坦因（A. Stein）劫去的敦煌卷子。至一九三九年第二次世界大战爆发，我们原拟经美国回国，但由于当时美国国会图书馆远东部主任恒慕义（A. W. Hummel）邀请有三整理鉴定该馆所藏的一批中国善本古书，因之我们就留居美京华盛顿。以后有三撰成《美国国会图书馆藏中国善本书录》，著录了中国古籍一千六百余种。
>
> 抗日战争期间，北京图书馆为了保证古籍善本的安全，曾选出馆中所藏珍贵的书籍二千七百二十余种，先运存上海，后又秘密运往美国，寄存于国会图书馆远东部。有三不仅为这批书籍全部照了显微胶卷，而且撰写了提要。一九四六年，有三又应普林斯顿大学图书馆的邀请，去整理鉴定该馆所藏葛思德（G. M. Gest）文库的中国善本书，他又撰写成一千种书籍的提要。总计他在美国的八年之中，所写的善本书提要，约共五千四百余种。

综上所述，关于原国立北平图书馆所藏《仲景全书》转移与拍摄过程大致如下：

转移时间。《仲景全书》非抗战前转移至美国者,而是在抗战时期转移至美国国会图书馆的。台湾谢文仁、苏奕彰《台北故宫馆藏赵开美本仲景全书护页题记作者考》说:"在抗日战争期间,为了保存国粹,北平图书馆在 1941 年起将所藏的甲库善本精品近 3 000 种从上海运往美国国会图书馆寄存。"此文刊载于 2007 年 4 月第 37 卷第 2 期《中华医史杂志》第 98—103 页。

从何处起航运美。《仲景全书》首先运达上海,不是南京。刘修业指出:"先运存上海,后又秘密运往美国,寄存于国会图书馆远东部。"转运之艰难见上段钱存训转运书籍之文字记载。

何人何地拍摄为胶卷。王重民在美国国会图书馆远东部将《仲景全书》拍摄成缩微胶卷。

何时运回台湾。谢文仁、苏奕彰《台北故宫馆藏赵开美本仲景全书护页题记作者考》说:"1965 年运到台湾,由'中央图书馆'代为保管。1985 年再转由台北故宫代管。"

王重民所写提要登录何处。王重民为《仲景全书》所写提要在《中国善本书提要》里未载。不是遗失,而是收录于《四部总录医药编》。《四部总录医药编》(上册)《编者的话》说:"北京大学教授王有三(重民)先生专攻目录版本之学,校勘尤精,善本过目,辄有题记,积稿颇富。此次知有《医药编》之刊行,惠然许以《善本医籍经眼录》一稿相赠,颇多为向所未知见之书及各种版本,足资补订。只以未能插入正书中,因列为补遗,附于卷末。"重民所写《仲景全书》提要录载于《四部总录医药编·现存医学丛书总目》附录二。全文如下:

　　《仲景全书》二十六卷(明万历间刻本,十行,行十九字)。汉张机撰。明赵开美辑刻。辑刻旨意,均详序文。全书凡四种:张仲景《伤寒论》十卷、成无己《注解伤寒论》十卷、又《伤寒类证》《金匮要略方论》各三卷。其《伤寒论》据宋本翻刻，尤足宝贵。卷端有矩庵题记两则，专论宋本之善。录之如下：

　　《伤寒论》世无善本，余所藏治平官刻大字景写本外，惟此赵清常本耳。亡友宗室伯兮祭酒曾悬重金购此本不可得，仅得日本安政丙辰覆刻本（近蜀中又有刻本，亦从日本本出）。今夏从厂贾魏子敏得此本，完好无缺，惜伯兮不及见矣。坊记。时戊申中秋日戊辰。

　　北宋人官刻经注，皆大字，单疏皆小字，所以别尊卑也。治平官本《伤寒论》乃大字，经也；《千金方》《外台秘要》皆小字，疏也。林忆诸人深于医矣。南宋已后，乌足知此？矩庵又记（见王重民《善本医籍经眼录》）。

两枚方章的启示：

　　王重民所阅之《仲景全书》，卷一首页第二行"王叔和撰次"五字上钤盖"姜问岐印"和"秋农"两枚方章，对于考证《仲景全书》在清代之流传极有价值。"姜问岐"事迹在李经纬《中医人物词典》、李云《中医人名词典》、何时希《中国历代医家传录》诸书均有收录。唯何书资料较多，如下：

　　《隐求堂日记》：姜问岐，内科，清。字秋农，嶧城人。游曹仁伯之门。推演《内经》《拾遗》《宣明方论》，续为一书。

　　《宝山县志》：著《伤暑全书》。姜问岐本农家子，愤族人为庸医所误，遂究心岐黄，收藏古今医家著述甚富。性狷介，贫者招，辄徒步往，富人或聘以重金，弗顾也。

　　《罗店镇志》：字振扬。幼习医。壮从吴门曹乐山仁伯游。

自《素问》《灵枢》及仲景、时珍诸名家,靡不淹贯。及归,僦居蟫城二十馀年。所治沉疴,应手辄效。遇歉岁,汇《疗饥良方》刊刻济世。卒年六十馀。著《三经通汇》。

姜问岐者,字秋农,又字振扬。生卒年不详。拜曹仁伯为业师。据李经纬《中医人物词典》云:"曹存心(1767—1834),清医学家。字仁伯,号乐山。常熟人。弟子百馀人,每日临诊,亲诊仅二三十人,馀皆由弟子分诊,诊毕一一复核。"曹仁伯与姜问岐同时而稍长,则问岐当为嘉庆、道光时人。著作未传。《仲景全书》由姜问岐承传至今,其价值远胜于其个人著作之传世。姜问岐所藏《仲景全书》得自何人,已不可考。谢文仁、苏奕彰先生《台北故宫馆藏赵开美本仲景全书护页题记作者考》一文对姜问岐亦有所考。

《仲景全书》刻于明万历二十七年(1599),至嘉庆初二百年,一线单传,若存若亡,幸赖姜问岐两枚方章为此书在清代之流传架起一座桥梁,两枚方章在版本史上具有重要价值。

考证宋本《伤寒论》(收于赵开美《仲景全书》)务须将两类亦称《仲景全书》的著作加以区别。下分述之。

口传广州中山大学图书馆藏有《仲景全书》一部,2007 年 11 月26 日笔者亲访之,乃张卿子《仲景全书》,收书凡五部:《集注伤寒论》十卷(成本)张卿子参校、《金匮要略方论》三卷、《伤寒类证》三卷、《运气指掌诀录》一卷、《伤寒明理论三卷附药方论》,为丙申(光绪二十二年,1896)二月羊城文升阁校刊,与赵开美本同名异实。

又《全国中医图书联合目录》《全国中医古籍总目》均著录中国科学院图书馆藏有一部《仲景全书》,2007 年 12 月 13 日笔者亲考所藏,该书一函,书号 134,登记号 1171670-6。书目登录:"仲景全书。"经取阅,发现该书封面有如下文字:"四川医学者——前清优贡张骥先识珍藏。"扉页刊有如下文字:"张卿子先生手定　《仲景全书》　皇都书林温故堂藏板。"全函收有三部书:《集注伤寒论》《金匮要略》《伤寒类证》。日本刻本,三书皆有日文返点符号。

与恽铁樵影印日本安政本《伤寒论》相区分。日本安政三年(1856)日本堀川济据日本枫山秘府所藏坊刻盗版本《仲景全书》翻刻之,翻刻精致,字旁附有日文返点符号。1923年恽铁樵以日本安政本为底本影印发行,抹掉返点符号,于封面豁然写道:"影印伤寒论　赵开美刻本。"恽铁樵是中医文献学家,精于版本之学,不应将日本安政本有意误称"赵开美刻本"及抹掉日文返点符号隐匿不言,实为有意作伪,欺人取利。恽铁樵本消极影响巨大,《新辑宋本伤寒论》《伤寒论译释》,所据底本皆为恽铁樵伪造之"宋本伤寒论"也。

日本安政本在校勘《伤寒论》上,颇值称许。它不仅把《伤寒论》初刻本讹字改正,墨丁补上文字,而且还改正了台湾本、中国中医科学院本、沈阳中国医科大学本、上海中医药大学本、上海图书馆本中的一个讹字。上述诸本卷七《辨阴阳易差后劳复病脉证并治第十四》第392条:"伤寒阴易之为病,其人身体重,少气,少腹里急,或引阴中拘挛,热上冲胸,头重不欲举,眼中生花花一作脧",这段文字小注中的"脧"是讹字,正确的形体是"眵",安政本改为"眵"字,是正确的,从中可以看出当时的翻刻者堀川济是何等仔细认真。

(四) 叔和严谨,未乱经文

自明方有执(1522—?)首倡王叔和窜乱《伤寒论》经文以后,唱和者相继而起,喻昌、张璐、吴仪洛、程应旄、周扬俊、黄元御、章楠各有著述讥评叔和,逐渐形成错简重订学派。吴仪洛言:"自叔和而后,

《伤寒论》一书沉沦于羊肠鸟道中者几千余年,有明方有执出,著《伤寒论条辨》,澄几研理,卓识超于前人。"错简派的观点影响到日本。1856 年(日本安政三年)丹波元坚的弟子堀川济以日本枫山秘府所藏赵开美《伤寒论》坊刻本为底本翻刻之名曰《翻刻宋版伤寒论》,丹波元坚撰序,云:

> 顷日,从子兆焘于枫山秘府始览清常原刊本,狂喜之至,恭请借贷,亟取校之。其文字端正,可以订宽文本者不一而足,真为治平之旧面,此其所谓书之最近古者非耶? 余弟子堀川济勤学好古,每患此经世无善本,仍影摹刊印,以播于世。于是宋校之旧,复发韬光,而人人得求古以从之,则所谓生乎千载之下,而欲知千载之上者,舍此其何以哉? 抑夫王安道以《辨》《平》二脉及汗吐下等篇为叔和所补,尔来各家吠声附和,肆逞私见,窜易章句,以为复古,皇国诸人,亦蹈其辙,不知此类悬料臆揣,逾改逾误,遂使微言大义,日就榛莽,而古本之淹晦,亦职事之由,岂可不重痛叹耶?

太炎先生《伤寒论单论本题辞》说,"明赵开美以宋本摹刻,与成无己注本并行,至清而逸,入日本枫山秘府,安政三年,丹波元坚又重摹之,由是复行于中土",知太炎先生所研读者为日本安政三年本。太炎先生以考据目光,对所谓叔和窜易章句变乱经文种种言论加以甄别,写多篇文章批评错简重订派。

太炎先生面对如此严重的学术纷争,他明确申明,叔和严谨,未曾改易经文。《论〈伤寒论〉原本及注家优劣》说:

> 《伤寒论》自王叔和编次,逮及两宋,未有异言。叔和之失,独在以《内经》一日一经之说强相附会,遂失仲景大义。按《论》

云："病有发热恶寒者，发于阳也；无热恶寒者，发于阴也。发于阳，七日愈，发于阴，六日愈。"此为全书起例。阳即太阳，阴即少阴。七日愈，六日愈，则未传经甚明。病有发于阴者，则阴病不必自阳而传又甚明①。

又云：

> 夫仲景据积验，故六部各自为病。叔和拘旧义，故六经次第相传。彼之失也，则在过尊轩岐，而不暇与仲景辨其同异。后人诋讥叔和，核正序例六日传遍之义，斯可已；若谓叔和改窜仲景真本，以徇己意，何故于此绝相抵牾之处而不加改窜耶？辩论虽繁，持之不得其故矣②。

1923年太炎先生在杭州中医学校讲演，指出："昔人谓少阴病必由太阳传入者，则由叔和序例日传一经之说误之。按日传一经，义出《内经》，而仲景并无是言。"《答张破浪论误下救下书》中又指出，叔和之失在将《内经》一日传一经观点纳入《伤寒论》，而未改易经文，叔和之误，唯在此处。其文如下：

> 破浪足下：来书疑仆过信叔和。叔和于太阳篇痉、湿、暍外，未尝改易仲景旧次。拙著《猝病新论》中（按，1957年人民卫生出版社排印出版，更名《章太炎医论》，该书收太炎论文三十八篇），已有证明，可参究之。夫叔和之误，在其序例强引《内经》一日传一经之说，与本《论》义不相涉，而不在其编次论文。方、喻以来

---

① 《章太炎全集》第八册《论伤寒论原本及注家优劣》，上海人民出版社1994年版，291页。

② 《章太炎全集》第八册《论伤寒论原本及注家优劣》，上海人民出版社1994年版，292页。

诸师,疏发大义,卓然可观,其攻击序例,不遗余力,仆亦犹是也。
若夫自我作古,变异章句,反以叔和为误编者,此犹宋儒颠倒《大
学》,以旧本为错乱也。是乃晚近恶习,亦何足尚焉①。

成无己《注解伤寒论》将林亿校语尽删之,叔和按语亦时加删剟,
太炎先生以日本堀川济《翻刻宋版伤寒论》为据依,将叔和按语逐条
寻出,写有如下考证,确证叔和绝未改窜经文。这是一段非常重要的
考证文字,语语有据,绝无犹豫,见《论伤寒论原本及注家优劣》。

明赵清常所刻《伤寒论》有二:一单《论》本,为林亿等校定者;一
为《论》注本,即成无己所注者。单论本方下时有叔和按语(大字者,
叔和按语也;夹注者,林亿校语也)而成注本多删之。如云:

"疑非仲景方、疑非仲景意"者,凡得四条:

(1) 芍药甘草附子汤方下云:疑非仲景方(笔者按,见《伤寒
论》第 41 条);

(2) 黄连汤方下云:疑非仲景方(按,见第 173 条);

(3) 蜜煎方下云:疑非仲景意,已试甚良(按,见 233 条);

(4) 小青龙汤方下云:芫花不治利,麻黄主喘,今此语反之,
疑非仲景意(按,见 40 条)。

"亦有明源流,较同异"者,凡得七条:

(1) 柴胡桂枝汤方下云:本云人参汤,作如桂枝法,加半夏、
柴胡、黄芩,复如柴胡法,今用人参作半剂(按,见 146 条);

(2) 生姜泻心汤方下云:附子泻心汤,本云加附子。半夏泻

---

① 《章太炎全集》第八册《答张破浪论误下救下书》,上海人民出版社 1994 年版,
162 页。

心汤、甘草泻心汤,同体别名耳。生姜泻心汤,本云理中人参黄芩汤,去桂枝、术,加黄连,并泻肝法(按,见 157 条);

　　(3) 大柴胡汤方下云:一方加大黄二两,若不加,恐不为大柴胡汤(按,见 103 条);

　　(4) 麻黄杏子甘草石膏汤方下云:温服一升,本云黄耳杯(按,见 63 条);

　　(5) 去桂加白术汤方下云:附子三枚,恐多也。虚弱家及产妇减服之(按,见 174 条);

　　(6) 桂枝二麻黄一汤方下云:本云桂枝汤二分,麻黄汤一分,合为二升,分再服,今合为一方(按,见 25 条);

　　(7) 桂枝二越婢一汤方下云:本方当裁为越婢汤、桂枝汤,合之饮一升,今合为一方,桂枝汤二分,越婢汤一分(按,见 27 条)①。

按,上述文字是太炎先生原文,为醒目,划分段落,每方前标以序号。

　　这是太炎先生从原书里发掘出来的叔和按语。以前人们读《伤寒论》大多是成无己本,而成本多删叔和按语,即使读了堀川济翻刻宋本,对叔和这些按语也不加留意,甚至不知道是叔和按语。先生读书心细如发,读书得间,目光如电,罅漏毕照。

　　下面是章先生对上述材料的分析判断:

　　　　其称"本云"者,是仲景原本如此,而叔和删繁就简,或以今语通古语,此即故书、今书之别。其云"疑者",则不敢加以臆断。

---

　　①　《章太炎全集》第八册《论伤寒论原本及注家优劣》,上海人民出版社 1994 年版,293 页。

此等成本多删去之,唯存芍药甘草附子汤、大柴胡汤、麻黄杏子甘草石膏汤、桂枝二越婢一汤方下四事尔。假令叔和改窜仲景真本,疑者当直削其方。有大黄无大黄者,当以己意裁定,焉用彷徨顾却为也? 叔和于真本有所改易者,唯是方名,如上所举生姜泻心汤等;有所改编者,唯痉湿暍一篇。其文曰:"伤寒所致太阳痉湿暍三种,宜应别论,以为与伤寒相似,故此见之。"此则痉湿暍等本在太阳篇中,叔和乃别次于太阳篇外。然则方名改易者,犹郑注《周礼》有故书、今书;篇第改编者,犹《艺文志》承袭《七略》,有所出入,一皆著之明文,不于冥冥中私自更置也。可不可诸篇,叔和自言"重集",亦不于冥冥中私自增益也。详此诸证,即知叔和搜集仲景遗文,施以编次,其矜慎也如此,犹可以改窜诬之耶①?

章先生《论〈伤寒论〉原本及注家优劣》撰于 1924 年,时年 55 岁,原载《猝病新论》,1938 年由章氏国学讲习会刊行。1957 年人民卫生出版社出版,更名为《章太炎医论》。他在《自述学术次第》(《制言》半月刊第二十五期)中说:

余生亡清之末,少恁异族,未尝应举,故得泛览典文,左右采获。中年以后,著纂渐成,虽兼综故籍,得诸精思者多,精要之言,不过四十万言,而皆持之有故,言之成理,不好与儒先立异,亦不欲为苟同。

上述论叔和编纂严谨未篡经文,皆为精思之论,精要之言,与自

① 《章太炎全集》第八册《论伤寒论原本及注家优劣》,上海人民出版社 1994 年版,294 页。

我作古者非可同日而语也。

（五）六经非经，五行无定

综考太炎先生论述《伤寒论》的所有文章，从始至终皆批评"日传一经"之说。大约从宋以后，伤寒病一日传一经之说已成定论，后世虽有"六经非经"不同意见，但是未成主流。太炎先生认为"日传一经"绝非仲景理论，而是王叔和把他自己的误解加进《伤寒例》里，后世承误沿讹，逐渐形成日传一经的理论。《伤寒论》卷二《伤寒例第三》王叔和说："今搜采仲景旧论，录其证候、诊脉声色、对病真方有神验者，拟防世急也。"在"凡伤于寒，则为病热，热虽甚不死。若两感于寒而病者，必死"句下有一大段文字讲述"日传一经"。王叔和说，第一日太阳经患病，二日传到阳明经，三日传到少阳经，四日传到太阴经，五日传到少阴经，六日传到厥阴经，逐日下传。《伤寒例》日传一经的表述，与《素问·热论》不仅理论相同，而且许多词语也抄自《热论》。但是通读《伤寒论》全文，疾病并不如此传递。太炎先生在多篇文章中指出"日传一经"的理论是错误的。他从如下几个方面进行批驳。

第一，《伤寒论》的"太阳""阳明""少阳""太阴""少阴""厥阴"六种病与《素问·热论》"太阳经""阳明经""少阳经""太阴经""少阴经""厥阴经"六条经脉是完全不同的概念，张仲景借用"太阳""阳明"等词表示六种疾病。《伤寒论》在"太阳""少阳"等病名下面没有加"经"字，可见与《热论》的六条经脉大有区别。1924 年撰《论脏腑经脉之要谛》，指出：

> 《伤寒论》所以分六部者，各有所系，名目次第，虽袭《内经》，固非以经脉区分也。按《伤寒》太阳等六篇，并不加"经"字，犹曰"太阳部""阳明部"耳。柯氏《论翼》谓："经为径界。"然仲景本未

直用"经"字,不烦改义。若其云"过经不解""使经不传""欲作再经"者,此以六日、七日为一经,犹女子月事以一月为一经,乃自其期候言,非自其形质言矣①。

第二,指出阳病以七日为一经,阴病以六日为一经,是《伤寒论》全书的总原则总条例。这里所说的"经",不是经络之经,而是指"病候"。1924 年撰《论伤寒论原本及注家优劣》对这个问题讲得很详细,有关文字如下:"按《论》云:'病有发热恶寒者,发于阳也;无热恶寒者,发于阴也。发于阳,七日愈,发于阴,六日愈。'此为全书起例。"

下面详加分析并举《伤寒论》三阳、三阴不传之条文以资证明。太炎先生接着说:

> "阳"即"太阳"(举太阳发热恶寒为例,则阳明、少阳可知),"阴"即"少阴"(举少阴无热恶寒为例,则太阴、厥阴可推知),七日愈、六日愈,则未传经甚明。病有发于阴者,则阴病不必自阳而传又甚明。又云:"伤寒一日,太阳受之,脉若静者为不传。颇欲吐,若烦躁,脉数急者为传也。""伤寒二三日,阳明少阳证不见者,为不传也。""伤寒三日,三阳为尽,三阴当受邪,其人反能食而不呕,此为三阴不受邪也。"是虽撰用《素问》,而实阴破其义,见伤寒不传者多矣②。

《素问·热论》畅论伤寒发热一天必传一经,而《伤寒论》则认为三阳之病以七天为一经,"经"不指经脉,而指病候。太炎这样说:

---

① 《章太炎全集》第八册《论脏腑经脉之要谛》,上海人民出版社 1994 年版,175 页。

② 《章太炎全集》第八册《论伤寒论原本及注家优劣》,上海人民出版社 1994 年版,291 页。

"太阳病头痛至七日以上自愈者,以其行经尽故也。若欲作再经者,针足阳明,使经不传则愈。"柯氏以为"经"指"经界",非指"经脉",世多疑柯氏好奇,然以《素问》《伤寒论》比度观之,彼(按,指《素问》)说日行一经,六日则遍历六经,是一日为一经也。此(按,指《伤寒论》)说七日自愈为行其经尽,是七日为一经也。所谓"再经"者,或过经不愈,仍在太阳。或热渐向里,转属阳明。以预防其入阳明,故针足阳明尔。要之,阳病以七日为一经,阴病以六日为一经。"一经"犹言"一候",与病脉义不相涉。至于太阳诸篇,标题言《辨太阳病脉证并治法》而已,并不称"太阳经",亦不烦改作经界义也。然人之病也,客邪自有浅深,形体亦各有强弱,或不待一经而愈,或过经仍不愈,或不待一经而传,或始终未尝传。其以七日为一经者,特略说大候,以示别于旧义焉尔。若然者,传经之文虽与《素问》相会,要其取义绝异,则可知也。

《论伤寒论原本及注家优劣》是一篇分析论述"六经非经"非常重要的论文,当详读之。

第三,多次指出"日传一经"的错误理论是"由叔和序例日传一经之说误之"。《论伤寒论原本及注家优劣》说:"夫仲景据积验,故六部各自为病。叔和拘旧义,故六经次第相传。彼之失也,则在过尊轩岐,而不暇与仲景辨其同异。"

《伤寒论讲词》亦云:

仲景以太阳、阳明等名篇,不过沿用旧名,要于经脉起止之说无与也。

昔人谓少阴病必由太阳传入者,则由叔和序例日传一经之说误之。按日传一经,义出《内经》,而仲景并无是言。且阳明篇有云:阳明居中土也,无所复传(按,《伤寒论》卷五《辨阳明病》第184条作"问曰:恶寒何故自罢? 答曰:阳明居中,主土也,万物所归,无所复传。始虽恶寒,二日自止,此为阳明病也"),可见阳明无再传三阴之理。更观太阳篇中有云二三日者,有云八九日者,甚至有云过经十余日不解者,何尝日传一经耶? 盖《伤寒论》全是活法,无死法。阳明无再传三阴之理,而三阴反借阳明为出路,乃即《内经》所谓中阴溜府之义也。且伤寒本非极少之病,亦非极重之病。仲景云:发于阳者七日愈,发于阴者六日愈,足见病之轻者,不药已可自愈,更可见伤寒为常见之病。若执定日传一经者为伤寒,否则非是,不独与本《论》相悖,且与《内经》所谓"热病者,伤寒之类也"一句亦有抵触矣。故六经递传之说,余以为不能成立①。

《论太阳病非局指太阳》一文不但指出传经之说无据,更进一步指出,这一错误理论导致刘完素(字守真)"世无伤寒"、张令韶"六经以气相传非以病相传"、"伤寒传足不传手、温病传手不传足"等等诸多误说的出现。研究《伤寒论》者,务当留意太炎先生如下精辟之论。其文曰:

《伤寒论》称太阳病六七日、太阳病八九日、太阳病过经十余日。又云:阳明,中土也,无所复传。又云:少阴病得之一二日,少阴病得之二三日。是伤寒非传遍六经,三阴病不必自三阳传致,更无一日传一经之说也。

---

① 《章太炎全集》第八册《伤寒论讲词》,上海人民出版社1994年版,155页。

　　叔和序例引《内经》以皮傅,后人转相师法,遂谓:一日太阳、
二日阳明、三日少阳、四日太阴、五日少阴、六日厥阴(《秘要》引
序例首亦称仲景,此犹引《易传》者称《易》,引《书序》者称《书》,
昔人往往有之。近陆九芝竟谓此是仲景原文,且以《秘要》所题
伤寒日数者悉归之仲景,则拘滞之见也)。刘守真见世无其病,
则并仲景《伤寒论》而亦疑之。……则知《伤寒论》本与《素问》不
同。近代张令韶弥缝《素问》《伤寒论》之异,遂谓六经以气相传,
非以病传。黄坤载、陈修园皆主之。修园于大论言太阳病几日
者,不审其为验病浅深,而云某经主气之期,气既无形,谁能质
验? 至《素问》所述六日病象,目有见证,何得以气言之? 其他或
谓太阳为寒水,故伤寒首中太阳。然则厥阴为风木,中风何以不
首犯厥阴耶? 按之大论,义皆龃龉,终不如柯氏《论翼》所谓六经
提纲各立门户者为截断众流也。及晚季言温病者,则谓伤寒传
经,温病不传经。又变其说为"伤寒传足不传手,温病传手不传
足,伤寒自足太阳传足阳明,温病自手太阴传手厥阴。夫使温病
不涉足经,则脾胃肝肾始终不得受病,彼亦自知其难通也"①。

　　太炎先生认为,"日传一经"误说,引发后世许多谬误之论。《伤寒
论辑义按序》说:"顾自宋金以下,六经有一日一传之说,太阳病有三方
鼎立之论,拘文则以太阳为膀胱,妄称传足不传手,则以少阴为肾。方
喻之徒又以己意变乱,其后张锡驹、陈念祖虽少慎,而更以五运六气相
皮傅。瑾瑜匿瑕,川泽纳污,使人违之不能,从之不可。"鼓励恽铁樵在

------

① 《章太炎全集》第八册《论太阳病非局指太阳》,上海人民出版社 1994 年版,
200 页。

《伤寒论辑义后按》中指出前人传经说之误,"使大论还于纯白"。

太炎先生遍读古今伤寒书,唯清代柯琴《伤寒论翼》阐述六经之义最为明确可遵,谓之截断众流,导轨于正,愿与众共之。1924 年 6 月 13 日出版的《三三医报》一卷三十三期刊载太炎先生《征求柯韵伯遗著启》,表达了他对柯氏论著渴求的急切心情:

> 慈溪柯韵伯先生,医术精明,著述宏富,其于伤寒一家,疏通证明,远出方、喻之上。自叶天士、陈修园皆深明之。《来苏集》本有《伤寒论翼》《伤寒论注》《伤寒附翼》三种。而世所梓行,只《伤寒论注》《伤寒附翼》二种。有余氏者,得《伤寒论翼》注之,其中字句讹误甚多。仆在京师,亦曾得《来苏集》全帙,其《伤寒论翼》一种,尚有误字。此当征求者一。先生自序,先注《内经》,而后次及《伤寒》,今柯氏《内经》注无传,此当征求者二。先生于唐宋金元诸家方剂,多有解评,陈修园数引之,而原书今不可见,此当征求者三。仆念先生生于清初,去今未三百年,其原本无论已刻未刻,当未散亡。如有得以上各种者,不惜重资购取。章炳麟白①。

太炎先生对柯琴评价甚高。1923 年 10 月 21 日作《答张破浪论医书》说:

> 自成无己以后,解《伤寒论》者多家。不佞所愿,则学柯氏。盖其破传经之谬,辨三方鼎足之非,知阳明厥阴病为温热,识太阴病为内伤。其于长沙真旨,可谓以神遇而不以目视矣。近代

---

① 《章太炎全集》第八册《征求柯韵伯遗著启》,上海人民出版社 1994 年版,186 页。

如陆九芝辈,得其余绪,遂为温热病大家,况贤于陆氏者乎？独其变异章句,犹与喻、程诸家同病。有能镕柯氏《论翼》之精义,以合叔和旧本之型范者,斯于名实两得之矣。若尤在泾、徐灵胎、陈修园之徒,亦各有所长,尤、陈大端不能逾于柯氏。徐乃留意杂病,而伤寒非其所深知也[①]。

将《伤寒论》六经之病解说为六条经脉之病,北宋朱肱《伤寒活人书》起到重要作用,他说:"治伤寒先须识经络,不识经络,触途冥行。"他依《灵枢·经脉》理论绘以六条经脉起止图形,称"亘古及今,实未曾有。载在简册,图之丹青"。朱肱的六经图说影响巨大。朱书始撰于 1089 年(元祐四年,己巳),成于 1108 年(大观二年,戊子),1126 年(政和八年,丙午)朱肱亲自校毕刊行。近九百年来伤寒学者大都受到朱肱六经图说的影响,所以当今认为《伤寒论》的"六经"指的就是六条经脉,这种认识与朱肱之说大有关系。

太炎先生精研伤寒,穿穴其中,左右采获,互相证明,举出大量条文证明六经无传,他的学术观点是非常值得重视的。

除证明"六经非经"之外,太炎先生又力斥五脏配五行之非。他的论述启人深思。目前中医理论研究与中医临床实践,几乎都认为五行配五脏无可怀疑,但是从五行概念的成立与它匹配五脏的过程,深思者寥寥。知晓太炎先生批评五脏配五行观点,对中医理论研究和临床实践颇有裨益。

研究太炎先生医学思想,《医术平议》是一篇必读文章。《医术平议》首段说,"五八之际,婴戚于天,负羁东窜,延命海隅",说的是因

---

① 《章太炎全集》第八册《答张破浪论医书》,上海人民出版社 1994 年版,158 页。

《苏报》案之事,东渡日本避难。在日本期间,除以主要精力进行革命
活动之外,还进行了大量学术研究。观《章太炎年谱长编》的《著作系
年》,使人敬羡不已,先生著述何其富也!《医术平议》说:"余以浅昧,
丁此末流,精神遐漂,聊以医术乱思。"太炎初到日本,思绪万千,于是
撰写《医术平议》调整思绪。"以医术乱思"之"乱"犹《书·泰誓》"予
有乱臣十人"之"乱",意为"治""理"。此文当写于 1909 年 7 月以后,
发表于 1910 年出版的《学林》第二册。《学林》每三月出版一册,共出
版两册,每册皆以先生之文为主。《学林》社址在日本东京小石川区
小日向台町一丁目四十六番地。《医学平议》文章很长,分三大段:
一、《平脉篇》;二、《平六气篇》;三、《平方药篇》,兼考方剂古今剂量。
内容极为丰富,涉及中医各个方面,有如中国医学简史。据今所知,
太炎先生最早发表的中医论文为《论医师不宜休息》,刊登于 1899 年
3 月 8 日《台湾日日新报》。1899 年春寓居台湾,6 月 10 日离开台湾
赴日本。第二篇论文是《菌说》,是先生《儒术真论》大文章内的一篇
附篇,写于 1899 年在日期间,此文从细菌分析起,考察生命起源与物
种变异等。文章引医和之言曰:"女,阳物而晦时,淫则生内热惑蛊之
疾",联想到《金匮要略》的"狐惑之为病,状如伤寒,默默欲眠,目不得
闭,卧起不安。蚀于喉为惑,蚀于阴为狐。不欲饮食,恶闻食臭,其面
目乍赤乍黑乍白",先生分析道:"说者以为是蛊病也。虫固有情,而
能以其情使人烦惑变志,斯则蛊之所以立名欤?"[1]

　　第三篇论文是《医术平议》。先生概括本文主旨说:"以为黄帝雷
公之言,多有精义,犹时有附会灾祥者。精而不迂,其唯长沙太守。

----

　　[1]　《章太炎全集》第八册《菌说》,上海人民出版社 1994 年版,3 页。

自尔至于孙思邈辈，或有得失，金元以降无讥焉。明之季世，明哲间生，其术既稍稍复古，逮于近世，浸盛浸衰，而学者多不理此，故略论其事状。上无柱国之明，下惭林亿之博，存之箧衍，以诒后代。若好古博雅君子与我同志，亦所不隐也。"①

观此所论，知是一篇体大思精的大型论文。太炎先生明确指出，五行配五脏没有根据，指出："必以五脏属之五行，事事相比，此与白眚、青祥诸说妄托休咎何异？盖木之胜土，利不如金；金之生水，事无其验，昔人固明白之矣。余观仲景作《伤寒论》，但明经气，《平脉》中略及五行比附，而皆次第旧闻，刊落不尽。《金匮要略》虽首举五行，本依中工为说。由此观之，在彼不在彼。"（六气之论，《天元纪大论》等七篇为详。此本不在《素问》，林亿以为《阴阳大论》之文其间亦兼涉五行，唯六气标本中见诸义，于医事最为切要。《伤寒论》序曰：撰用《阴阳大论》，盖即取其六气之义，若其司天在泉等说，亦附会耳。）②

《医学平议》是先生早期文章，展现了先生具有综括中医理论全局的能力，其后的大量论文，大多是在此文基础上加详加密之作。

1924 年先生时年五十有七，写有《论五脏附五行无定说》专文，大旨是，今文《尚书》与古文《尚书》在五脏与五行相配上有巨大差异。今文《尚书》认为肝配木，心配火，脾配土，肺配金，肾配水。古文《尚书》认为脾配木，肺配火，心配土，肝配金，肾配水。古文《尚书》的匹配方法与《礼记·月令》的匹配方法相同。郑玄一方面赞成今文经的相配方法，另一方面在注释《周礼·疾医》的时候没有采用今文经的

---

① 《章太炎全集》第八册《医术平议》，上海人民出版社 1994 年版，18 页。
② 《章太炎全集》第八册《医术平议·平六气篇》，上海人民出版社 1994 年版，28 页。

相配理论而采用古文经的相配理论,根据这些古史资料,太炎先生认
为,五脏与五行相配没有固定标准,具有任意性,因此五行配五脏的
理论在中医理论研究和临床诊断上没有任何意义,应该放弃。下面
是《论五脏附五行无定说》相关段落,材料搜罗丰富,对于我们从古代
文献入手研究五行与五脏相配理论,这些文献材料很宝贵。曰:

　　自《素问》《八十一难》等以五脏附五行,其始盖以物类譬况,
久之遂若实见其然者。然五行之说,以肝为木,心为火,脾为土,
肺为金,肾为水,及附之六气,肝为厥阴风木,心为少阴君火,脾
为太阴湿土,犹无异也。肺亦太阴湿土,肾亦少阴君火,则与为
金、为水者殊,已自相乖角矣。

　　《五经异义》云,今文《尚书》欧阳说:肝,木也;心,火也;脾,
土也;肺,金也;肾,水也。古文《尚书》说:脾,木也;肺,火也;心,
土也;肝,金也;肾,水也。谨按《月令》:春祭脾,夏祭肺,季夏祭
心,秋祭肝,冬祭肾,与古《尚书》说同。郑氏驳曰:"今医病之法,
以肝为木,心为火,脾为土,肺为金,肾为水,则有瘳也;若反其
术,不死为剧。"然据《周官·疾医》"以五气、五声、五色视其死
生",郑注云:"五气,五脏所出气也。肺气热,心气次之,肝气凉,
脾气温,肾气寒。"释曰:"据《月令·牲南首》而言,肺在上,当夏,
故云肺气热;心在肺下,心位当土,心气亦热,故言次之;肝在心
下,近右,其位当秋,故云肝气凉;脾于脏值春,故云温;肾位在
下,于脏值冬,故言寒。"余尝推求郑义,盖肺为火,故热;心为土,
故次热;肝为金,故凉;脾为木,故温;肾为水,故寒。此与古《尚
书》说仍无大异。然则分配五行,本非诊治的术,故随其类似,悉
可比附。就在二家成说以外,别为配拟,亦未必不能通也。今人

拘滞一义，辗转推演于脏象病候，皆若言之成理，实则了无所当，是亦可以已矣①！

章氏所引文献材料，见孙诒让《周礼正义》卷九《天官·冢宰下》。

太炎先生在1926年所写《论中医剥复案与吴检斋书》一文对上述观点又做了进一步发挥：

得某君中医剥复案，明中医不可废，是也。然谓中医为哲学，又以为五行为可信。前者则近于辞遁，后者直令人笑耳。禹之六府曰：水、火、金、木、土、谷，此指其切于民用者也。五行之官曰句芒、祝融、后土、蓐收、玄冥，亦犹今世有盐法、电气、河道之官，因事而施，亦切于民用者也。逮《洪范》所陈，亦举五行之性耳，生克之说，虽《洪范》亦无其文……五脏之配五行，《尚书》古今文二家已有异议。郑康成虽从今说，及注《周官·疾医》云："肺气热（配火），心气次之（配土），肝气凉（配金），脾气温（配木），肾气寒（配水）"，则犹从古说也。以此知五行分配，本非一成……五行之说，昔人或以为符号，久之妄言生克，遂若人之五脏，无不相孳乳，亦无不相贼害者。晚世庸医，藉为口诀，则实验可以尽废，此必当改革者也②。

太炎先生关于五脏配五行的基本观点是："今即不言五行，亦何损于中医之实耶？医者之妙，喻如行师，运用操舍，以一心察微而得之，此非所谓哲学也，谓其变化无方之至耳。五行之论，亦于哲学何

①　《章太炎全集》第八册《论五脏附五行无定说》，上海人民出版社1994年版，187页。

②　《章太炎全集》第八册《论中医剥复案与吴检斋书》，上海人民出版社1994年版，323页。

与？此乃汉代纬候之谈，可以为愚，不可以为哲也"（见《论中医剥复案与吴检斋书》）。太炎先生认为五行是汉代纬候之学，是愚钝之说，非智慧之论，应当抛弃，不应使它成为中医学的基础理论。

关于五脏与五行相配，汉代经学大师郑玄兼从古今文之说。东汉初许慎作《五经异义》，收载汉代今文经学和古文经学不同观点，郑玄驳之，撰《驳五经异义》，这两部书都已亡佚。值得我们注意的是，《驳五经异义》从中医长期大量诊病积验中，总结了五行与五脏相配的养生效果与诊病效果，明确指出："今医疾之法，以肝为木，心为火，脾为土，肺为金，肾为水则有瘳也。若反其术，不死为剧"（转引自孙诒让《周礼正义》）。

孙诒让对这段文字有如下评说："案五行主五脏，当以驳《异义》说为正。"对郑玄上述表述予以充分肯定。

那么，郑玄在注释《周礼》卷九《天官冢宰下》的时候，为何又采用古文《尚书》之说呢？详读《周礼正义》所引相关文献资料发现，原来许慎同意和支持古文《尚书》五行主五脏的观点，并引《礼记·月令》相关文字证明古文经之说的正确性。这毫不足怪，因为许慎是古文经学家。郑玄不同意许慎的观点，他批驳道：《礼记·月令》是"祭四时之位及其五脏上下之次"，换句话说，《月令》是按照五脏上下的位置而与五行相配的。郑玄说，"冬位在后而肾在下"，一年冬季在后，而肾在五脏之下，故肾与冬配，冬属水，故肾配水。"夏位在前而肺在上"，意思是说，冬夏春秋四季，冬在后而夏在冬前，肺在五脏之上与夏相似故肺配夏，夏属火，故肺配火，如此等等。郑玄的结论是，古文经五脏五行相配之法是按照五藏之位与四时之次序相配，而不得同今文经五行与五藏气质上配，"不得同五行之气"，也就是说，不能与今文经的气质相配之法同等看待，接着才讲述"今医疾之法以肝为木"至"若反其术不死为剧"这段重要文字。

阅读郑玄《驳五经异义》的文字，明显看出郑玄是赞成、支持、同意今文经五脏与五行相配的观点的。

太炎先生反对五行配五脏之说，没有指出郑玄关于五脏配五行学说的主导意见，没有说明郑玄同意什么、反对什么，似乎郑玄游移于两者之间，于是太炎先生发出五行配五脏之说可以废止的意见。

《内经》全书多处讲述五脏配五行的理论，今文经盛行于西汉，这对研究《内经》成书时代（指整理为书面文字的时代）具有重要参考意义。

五脏与五行相配的争论在近代也没有停止过，这种争论已经不限于何行配何脏的局部问题，而是五脏配五行这一理论是否正确、是否有存在必要的问题了。尽管五脏配五行的理论已经纳入中医高等院校教材，甚至有人说五脏配五行是中医学的理论核心，但是不表示认同的意见仍然存在。回顾五脏与五行相配的历史，太炎先生提供的史料与观点，值得关注。

（六）博采众方，亦常诊病

在人们的印象中，太炎先生对中医文献有精深的研究，对方剂的研究未必深入，更谈不上他会看病了。这是不正确的看法。太炎先生对方剂的搜求、对验方剂量的考核、对方剂的校勘等，均有独到之处。

今存太炎先生亲手抄录的医方手稿，原藏章氏家属，后流落于外，为门生潘景郑（苏州人，版本目录学家，师从太炎。1935年任章太炎国学讲习会讲师，编辑《制言》杂志。著有《日知录校补》等）先生购得，今藏上海中医药大学图书馆，无标题。收入《章太炎全集》第8集

时,皆命新名,分四篇文章录入:《医方选注》手稿 53 页,抄方 330
首①;《精神病治法》手稿 5 页,抄方 38 首②;《治鼠瘘方法》手稿 3 页,
抄方 11 首③;《选方五首》手稿 3 页,抄方 5 首④。方剂手稿凡 64 页,
抄录方剂凡 384 首。所抄之方,皆为罕见者,且写明出自何书。其方
约抄于在日本时期。粗计所取方书如下:《千金要方》《千金翼方》《肘
后方》《范汪方》《小品方》《深师方》《古今录验》《删繁方》《阮河南救急
方》《延年秘录方》《必效方》《张文仲方》《病源方》《华佗方》《近效方》
《许仁则方》《广济方》《崔氏方》《王叔和方》《殷仲堪方》《桐君药录方》
《仓公方》《博济方》《刘涓子方》《张仲景调气方》《经心录》《和剂局方》
《苏沈良方》《本事方》《中藏经方》。上引方书,考其所自来,多转引自
《外台秘要》。所引诸方,至今仍有巨大参考价值。如《精神病治法》
把精神病划分十种类型,各有专方治疗,方药具于每类下,并依中医
经典理论分析精神病发病原因。指出:

> 论曰:《要略》称血气不足,为癫为狂,著之《五脏风寒积聚》篇
> 中,有旨哉! 血属于心,而冲脉为最大,若四渎然,其下则为血海,
> 自纂间后连督脉,其上则抵颃颡,自神庭内通脑髓,故冲脉血结,在
> 下则狂,在上则癫,由冲、督相表里也。然则诸狂血结在下者,与症
> 瘕同治,《千金》产后血不去者,与麻子五升、酒一升渍而服之,而麻
> 子亦治狂疾。由此言之,凡妇人积聚诸方可移以治狂者多矣……
> 又,《范汪》通命丸,本疗心腹积聚、寒中㽲痛,又心胸满、胁下急,绕

---

① 《章太炎全集》第八册《古方选注》,上海人民出版社 1994 年版,36—130 页。
② 《章太炎全集》第八册《精神病治法》,上海人民出版社 1994 年版,131—136 页。
③ 《章太炎全集》第八册《治鼠瘘方法》,上海人民出版社 1994 年版,137—139 页。
④ 《章太炎全集》第八册《选方五首》,上海人民出版社 1994 年版,479—481 页。

脐痛者,今移治狂。凡冲脉为病者最宜,督脉为病者亦可用。

大黄一两　　远志去心一两　　黄芪一两　　麻黄去节一两

甘遂一两　　鹿茸一两　　　杏仁六十枚　豉一合

巴豆五十枚　芒硝三分

捣合下筛,合以蜜丸,如小豆大,先食服三丸,日再①。

对于温病的治疗,太炎先生概括为十八法十三方,见所撰《论温病十八法十三方》,每一治疗方法皆举方药并有简洁分析说明:"以上十八法十三方,治温治热之术略在此。顾仲景所以不明指温病、热病,而或通称伤寒或转称中风,或指言太阳病、阳明病,或直言服桂枝汤后、发汗后者,盖以五种伤寒,无过榷举大体,其间壤地错入者,必详为科别,则其繁不可以缕指。"②凡此,皆可视为太炎先生对《伤寒论》理论之发挥与发展。以上所举诸方,皆见所撰专篇,可谓洋洋大观矣,而散见有关医论随证议方者,比比皆是。

临床家称,经方妙效,出于剂量。古今衡制,屡有变化,与今何若,极费考究。1910 年撰《医方平议》,有大段文字论及此事。1927 年作《古方权量之考证》,后又撰《古汤剂水药重量比例说》,论《伤寒论》若干方剂之重量与水之折合,考证极为细腻深刻,于临床有密切关系。

在详考古今衡制的同时,又对宋之煎煮法进行考证。《论宋人煮散之得失》说:

汉一两,当宋三钱。《伤寒》、《金匮》及《千金》《外台》所著各方,一剂大率重至十两,最重者或至二十两。以一服计,必有宋

---

① 《章太炎全集》第八册《精神病治法》,上海人民出版社 1994 年版,134 页,136 页。

② 《章太炎全集》第八册《论温病十八法十三方》,上海人民出版社 1994 年版,217 页。

之一两二两矣。宋人始为煎散之法,就古方原剂,钞取三钱或五钱不等以为一服。自《局方》《良方》《圣济总录》及《本事》《三因》诸方所载,大率如是。而《金匮》麻黄杏仁薏苡甘草汤方下云:"每服四钱匕,水一盏半,煎八分。"防己黄芪汤方下云:"每抄五钱匕,生姜四片,大枣一枚,水一盏半,煎八分。"似古已有煮散之法。盖《金匮》为不全之书,分剂偶阙,而宋人补苴之耳。观其于白术下著"七钱半",此必非汉人语也(四分两之三,汉人但云三分,不云七钱半)。宋人所以创为煮散者,盖由五代分裂之际,远方药物,致之不易,于是俭省其量,而以散煮服之。沿及宋时,遂为常法。古人制药,或㕮咀或刀剉,今研治为散,则煮之易出,胜于㕮咀刀剉者。故量虽减轻,而效几相若,此其用之巧也。

读此乃知南宋乾道七年(1171)李柽《伤寒要旨药方》改《伤寒论》汤液煮法为煮散法的原因。《伤寒要旨药方》是孤本,今藏国家图书馆,去年我考注此书时,不详散煮法之来源与历史,及读太炎先生文,乃知煮散法始于五代,延及两宋,乃为定格。考之宋庞安时《伤寒总病论》、沈括《梦溪笔谈》,益知太炎先生所考极是。《伤寒总病论》云:"唐自安史之乱,藩镇跋扈,至于五代,天下兵戈,道路艰难,四方草石,鲜有交通。故医家省约,以汤为煮散。"《梦溪笔谈》云:"古方用汤最多,用丸散殊少。煮散古方无用者,惟近世人为之……近世用汤者全少。应汤者,皆用煮散。"是太炎先生对中医方剂学之精深博考,大有益于中医文献史之研究也。太炎先生从宋人使用煮散之法联想到《金匮》两个方剂亦有煮散之说,证明其服法为宋人补阙,确然可从。太炎先生读书精思细密,古今联系采获,故能发前人所未发。太炎先生治学读书之法,对后学启发多多。

太炎先生研究文献、研究方剂的最终目的是为了治病救人，可惜他所处的时代、他的理想抱负、他的家庭教育、他的政治遭遇不允许他成为一个优秀的中医师，但是他确曾为人治病，而且疗效颇佳。

下面引证事实简说他的临床实践。

例一：为《革命军》一书作者邹容（1885—1905）诊病。《革命军》是讨伐清廷檄文。1903 年 6 月 10 日《苏报》发表《序革命军》文，署名"余杭章炳麟"。其时康有为主张君主立宪，太炎作《驳康有为论革命书》，指斥他"力护清虏"，且称"载湉小丑，不辨菽麦"，于 6 月 29 日在《苏报》上发表。章氏两文引起社会巨大震动。30 日太炎被捕入狱，邹容避于英租界，7 月 1 日邹容自投入狱，时年 19 岁。这就是震动全国的《苏报案》。7 月 22 日太炎作《狱中赠邹容》诗："邹容吾小弟，被发下瀛洲，快剪刀除辫，干牛肉作糇。英雄一入狱，天地亦悲秋。临命须掺手，乾坤只两头。"邹容和诗："我兄章叔枚，忧国心如焚，并世无知己，吾生苦不文。一朝临地狱，何日扫妖氛？昨夜梦和尔，同兴革命军。"次年 5 月判决太炎监禁三年，刑满不许驻上海租界；判邹容监禁两年。

太炎于 1904 年在《自定年谱》中说：邹容"年少剽急，卒以致病。"①1905 年《自定年谱》说："在狱研诵《瑜伽师地论》。威丹（按，邹容字）狱期将满，春正月，病温，医师以为必死。二月，就会审公廨保释，得诺。出狱前一日，摄赴工部局医院，医师与药一函，归服之，夜半即死。明旦，余往抚其尸，口张目视，恸不能出声。晡时舆尸出狱，上海刘季平舍地葬焉。"1905 年 4 月 3 日卒于狱中②。

① 《章太炎年谱长编》上册，中华书局 1979 年版，189 页。
② 《章太炎年谱长编》上册，中华书局 1979 年版，199 页。

太炎《邹容传》对邹容积郁致病有较详回忆：

　　二月，容病心悸，西医来验视云："病易治。"食以牛乳。又二
十日，曰："病稍甚，吾当请而释之。"其夕，积阴不开，天寒地湿。
鸡初鸣，卒于狱中。旦日，余往抚其尸，距气绝八小时矣。目不
瞑，同系者皆疑医师受贿鸩之①。

太炎分析邹容病因，固与饮食恶劣食不果腹有关，但所受精神折
磨愤懑不已是最大致病因素。太炎说：

　　容在狱，日就炳麟说经，亦时时讲佛典。炳麟以《因明入正
理论》授之，曰："学此可以解三年之忧矣！"明年，狱决，容、炳麟
皆罚作。西人遇囚无状，容不平，又啖麦饭不饱，益愤激，内热溲
膏。炳麟谓容曰："子素不嗜声色，又未近女，今不梦寐而髓自
出，宜逞愤自摄持，不者，至春当病温。"明年正月，疾果发。体温
温不大热，但欲寐，又懊恼烦冤不得卧。夜半，独语骂人，比旦皆
不省。炳麟知其病少阴也，念得中工进黄连阿胶鸡子黄汤，病
日已矣。则告狱卒长，请自为持脉疏汤药，弗许。请召日本
医，弗许。病四十日，二月二十九日夜半，卒于狱中，年二十一
矣！诘朝，日加已，炳麟往抚其尸，目不瞑，内外哗言西医受
贿，下毒药杀之，疑不能明。然西医视狱囚至微贱，凡病，皆令
安坐待命，勿与药。狱囚五百，岁庚死者一百六十人。容疾始发
而医不知其剧，比日久，病能已者，顾予以热病常药，亦下毒之
次也②。

①　《章太炎年谱长编》上册，中华书局 1979 年版，201 页。
②　《章太炎年谱长编》上册，中华书局 1979 年版，202 页。

　　这则实例,充分证明太炎先生不仅懂医理,而且能处方,且有治验。如果狱吏允许邹容继续服太炎所处方剂,必可治愈其疾。

　　例二:为母亲与妻子治病。今存 1914 年某月 21 日太炎先生致夫人汤国梨(1883—1980,亦作国黎。辛亥革命爆发,在上海组织女子北伐队,主编《神州女报》。任章太炎国学讲习会教务长。解放后任苏州市政协委员、江苏省文史馆馆员)信手迹,收于 1962 年上海古籍出版社出版的《章太炎先生家书》,述为汤国梨调治精神抑郁及为其母治瘖证事。汤国梨的疾病由积忧积郁所致。1913 年 6 月《民立报》刊登消息:太炎与汤国梨于上海哈同公园举行结婚礼,卜居北四川路长丰里二弄弄底即神州女学前址。章同年 8 月 11 日入京,反对袁世凯强迫国会选举袁为正式总统与推行独裁政治,12 月末被袁世凯逮捕入狱。次年接汤国梨信,信中只有白纸一张,无只字,复信云:"十六日接写真,感思弥甚。以函中不见只字,忧愤随之,是以复书,词稍激楚。顷得未生来函,知君神气颓丧,对人战栗,此盖积思所致,闻之益为凄恻。愿存精神,省思虑,以养天和。"①太炎在北京被幽禁期间,国梨积郁忧思成疾,太炎先生以"存精神,省思虑,养天和"开导,与《内经》"恬淡虚无,真气从之,精神内守,病安从来"的古训一致。

　　太炎被袁世凯逮捕期间,其母积忧患痹证,太炎处以方剂,且作药性药效分析,云此是验方,"用之数效"。说:

　　　　吾意风气周痹,本非一日可瘥。古治风者,方中皆用川乌。盖穿筋透骨,非此不可。今人徒用行血活络之法,迂缓不能及

---

① 《章太炎先生家书》,上海古籍出版社 1985 年版,52 页。

病。吾闲时在京,有友人母遇痹疾,痛楚难以终日,医皆不效,因令用温白丸试之,半月痛果止。若病情果厉,此方可用(家有《外台秘要》一书,可检得此方,亟和丸服之。服不可多,需依书中所载)。如已稍轻,尚难屈伸坐起,当用乌头丸治:

略炮川乌头九钱,全当归九钱,细辛九钱,薏苡仁一两八钱,四味蜜丸,日服一钱五分,酒下更好,可服一月。

此方亦用之数效,而较温白丸和平,兼可常服。若徒用活血套方,甚无益也。君既劳于侍疾,医药当早注意(川乌名似峻厉,炮制为丸,全无所碍)。服后如觉冷冷麻痹如久坐手足麻刺状者,则知其病渐去也①。

例三:为自己治病。《仲氏世医记》太炎自述云:

民国九年春,余以中酒病胆,传为黄疸,自治得愈。逾二月,又病宿食,自调《局方》平胃散啜之,晡时即发热,中夜汗出止,自是往来寒热如疟,日二三度,自知阳明、少阳病也。服小柴胡汤四五剂,不应。热作即愦愦,不可奈何。间以芒硝窜之,微得下,表证不为衰,乃遗力延右长(按,右长,浙江余杭县名医,太炎表弟)至。右长视方曰:"不误!"余曰:"苟不误,何故服四五剂不效? 其小柴胡加减七方,汤剂最神者也。余颇为人治疾,诸病在经府表里者,服此不过二三日而愈。今为己治,乃如啖朽木又不省也。"右长视方良久,曰:"此病挟热,诊脉得阳微结,何乃去黄芩加芍药? 此小误也。"余曰:"病自宿食起,常欲得溲便解之,以黄芩止利,故去之耳。"右长曰:"在小柴胡汤中勿虑

---

① 《章太炎先生家书》,上海古籍出版社 1985 年版,53 页。

也。"乃去芍药,还黄芩,少减生姜分剂,服汤二刻即热作,汗随之出,神气甚清,诘旦如疟者止。余曰:"增损一味,神效至此乎?"右长犹谦让不自许。盖其识用精微,虽用恒法而奇效过于人也①。

这段问答文字,把太炎知医知药谦和及其能够治病生动形象地描写出来了。

例四:为亲戚治病获愈。见《论医笔记》,原文如下。

姻戚某,年五十岁,病肝胃痛多年。发作时,胸脘剧痛,腹中有块坟起,冷气上冲颠顶。遍治无效。余为疏小柴胡,去参加青陈皮,亦无效。改处理中加吴萸青皮方,亦不验,遂予温白丸。按《外台》温白丸,治症瘕积聚,丸如绿豆大,每服七粒,递加以知为度。余变换其服法,予二十一粒,嘱分三次服,而病者误听,一服尽之。服后腹大痛,吐泻继之。时在六月,病家惊为霍乱。余曰:是药后当有现象也。泻七次,腹痛止,吐亦已。从此痼病霍然,距今已十数年,未闻一发②。

例五:太炎先生为患者处方又见下事。2010年11月上海中医药大学出版社《近代海上名医方案存真》影印本第十一页有太炎先生致余云岫信并处方真迹一则:

云岫我兄鉴:闻尊夫人喘势甚笃,既非针石而愈。此工遇斯急候,往往以黑锡丹镇之。若依其法,则以备急丸下之(中有巴豆,每服不可过一分),虽非应手立效,十中可救二三。此药诸大

① 《章太炎全集》第八册《仲氏世医记》,上海人民出版社1994年版,148页。
② 《章太炎全集》第八册《论医笔记》,上海人民出版社1994年版,336页。

药铺皆有,合并告之。此问起居。麟白。十一月四日夜。

麻黄去根节一钱二分	生干姜一钱二分
杏仁去皮尖一钱五分	北五味二钱
川桂枝一钱二分	北细辛八分
白芍一钱二分	

每六小时一服①。

但是太炎先生终归不是临床医生,他的医学文献研究的成就远比他的临证成就大得多。中医学是在中医理论指导下的实践科学,二者缺一不可,而临证与实践更加重要。谚语云,熟读王叔和,不如临证多。在太炎先生的时代,他没有精力和时间投入临证治疗。太炎先生弟子陆渊雷《章太炎先生医学医著特辑·序》对此说得很深刻:

余杭章太炎先生,国学泰斗,文章巨宗,常以其余绪治医,既博闻强,识见卓绝,而游其门相与上下议论者,又皆一时之俊,是以每发一义,足令越人却步,仲景变色。予少壮以后,弃文学教读而业医,业医有年,始得亲炙先生。每晋谒,先生辄引与论医,竟日不倦,时聆精义妙理,则退而震惊,以为中医之发明家,前无古人。顾先生之家人戚属,偶缨小疾,辄外招医,不自与药,与药亦不甚效。盖学问家之医学,固未可与临病之工较一日之短长也。夫远西所称学问家者,穷毕生之力,仅乃立一义,创一术,其人已足千古;章先生经师硕学,医特其绪余耳。其论医之文,虽

---

① 俞尔科主编:《近代海上名医方案存真》,上海中医药大学出版社 2010 年版,11—12 页。

先生自视若有可汰，然其发前古之奥义，开后学之坦途，数十篇中岂特一义一术而已①！

写至此，我想起一件事，存于心中快半个世纪了。1961年我被北京师范大学中文系陆宗达教授录取为硕士研究生，同时录取的还有王宁、谢栋元、余国庆、黄宝生、张凤瑞、傅毓黔、张庆绵，学习以《说文解字》为中心的中国传统语言学，讲解的内容主要是太炎先生、黄侃先生以及清代诸训诂大师的著作和学术思想。陆先生除了每周二四上午定时到学校给我们讲课外，还经常把学生请到他家里座谈。他家在玄武门外琉璃厂胡同西口前青厂52号。1962年上半年的一天，在陆先生家里，我们围坐在先生身边听他讲说学问。他说，段玉裁注释《说文》非常深入精彩，比如草部"若"字注；但是有时武断，好改《说文》，比如肉部的"臑"字注，改了《说文》的说解。太炎先生根据《甲乙经》，认为段玉裁的改动是错误的，段玉裁没有看懂许慎对"臑"字的解释。陆先生说到这里，话锋一转，讲起了太炎先生的小掌故。说，太炎先生学医有家学渊源，对《内经》《伤寒论》很精很熟，也为人治病，但是他把今人当汉人治。"把今人当汉人治"这句话我至今记得清清楚楚。陆宗达先生拜黄侃季刚先生为师，学习以《说文解字》为核心的文字学古音学，继承并发展了黄侃先生的小学，又把这些知识传授给我们青年一代，还时时回忆起他按照黄侃先生的指示到苏州拜见太炎先生的往事。我们听得津津有味。陆先生当年说的许多话，有的已经模糊了，唯独"把今人当汉人治"这句话，牢牢钉在我的

---

① 《苏州国医杂志》第十期《章校长太炎先生医学遗着特辑》，陆渊雷序，1936年版，1—2页。

记忆里，我当时觉得太炎先生只懂中医理论不会看病。我从上个世纪八十年代开始学习太炎先生的中医论文，在他的《金匮玉函经校录》和《覆刻何本金匮玉函经题辞》等文章的启发下，写了《伤寒论文献通考》，1993年学苑出版社出版。1994年上海人民出版社出版《章太炎全集》，第八册是《医论集》，反复读了几遍，每读一遍都有一遍新的收获，我看到，太炎先生不仅精于中医理论和中医文献，而且还会看病，疗效也很好，于是"把今人当汉人治"这句话的错误印象逐渐纠正过来了。现在回想陆先生说的这句话，可能是一句笑谈。

（七）精熟版本，颇重训诂

太炎先生非常关注《伤寒论》版本的选择与搜集，重视《伤寒论》之词义训诂。

北宋嘉祐年间校正医书局以荆南国最后一位皇帝（后被大宋降为宁武节度使）高继冲进献的《伤寒论》为底本加以校定，由国子监雕版刊行，我国历史上第一次有了官定本《伤寒论》，结束了《伤寒论》自魏晋至北宋校正医书局凡八个半世纪传本歧出莫衷一是的紊乱局面，北宋校正医书局的历史贡献是巨大的。高继冲进献本的底本是隋本，而隋本来自南朝梁阮孝绪《七录》著录的《辨伤寒》十卷。隋避"坚"字，改为"鞕"或"固"（如"固瘕"六朝本作"坚瘕"），太炎先生将避"坚"字的传本称为"隋本"，不避"坚"字的传本称为梁本，梁本上承王叔和的《张仲景方十五卷》。梁本今存于孙思邈的《千金翼方》卷九、卷十。这一传本系统是太炎先生第一次阐明的，见于他的《伤寒论单论本题辞》。在中医古籍里，最为复杂最为紊乱的传本系统是《伤寒论》，太炎先生胸罗万卷，深思博考，理清《伤寒论》传本脉络，对中国医学史的贡献极为巨大。其文曰（节录）：

信乎，稽古之士，宜得善本而读之也。《千金翼方》所录《论》文《太阳篇》，则孙氏以己意编次，诚不如本书善。检其文字，今作"鞕"者皆作"坚"（《千金方》同），"固瘕"亦作"坚瘕"。盖孙氏所据为梁本（按《唐书·隐逸孙思邈传》："隋文帝辅政，以国子博士召，不拜。密语人曰：'复五十年有圣人出，吾且助之。'"是时去梁亡不及三十年，故得见梁时旧本。思邈又言："江南诸师秘仲景法不传"，是其得之甚难也。若隋平江南以后，则《仲景方十五卷》已在书府，何忧其秘乎？）继冲所献，亿等所校者为隋本，故一不避隋讳，一避隋讳也。近世治经籍者，皆以得珍本为亟，独医家为艺事，学者往往不寻古始，方、喻以下，恣意颠倒，清世唯有成无己注本为稍完善，然倘不能窥其本原，是本之出，非论古方之幸欤……存其本迹以为审，观其会通以为明，上工之事也。……此《伤寒论》十卷，独完好与梁《七录》无异，则天之未绝民命也，虽有拱璧以先驷马，未能珍于此也。

按，《伤寒论单论本提辞》发表于 1924 年，是太炎先生看到恽铁樵于 1923 年影印赵开美本《伤寒论》后写的一篇论《伤寒论》版本的论文，一时震动很大，报刊纷纷转载。1924 年 2 月 15 日《华国月刊》第一卷第六期转载之，1924 年 8 月《山西医药杂志》第二十期转载之，1926 年春《中国医学院院刊》第一卷第一期转载之，1936 年夏《苏州国医杂志》第十期转载之。反映出中医界对《伤寒论》版本研究的热情与当时对《伤寒论》版本研究的缺乏，迫切需要这方面的论文，尤其是章太炎先生这样精深邃密的论文。

太炎先生论述宋本《伤寒论》版本流传，尚见于《拟重刻古医书目序》及《论〈伤寒论〉原本及注家优劣》，反复强调"信乎，稽古之士，宜得善本而读之也"。

在太炎先生开悟下,笔者各处寻访赵开美辑刻《仲景全书·宋本伤寒论》之版本及藏书处,绘制一个《伤寒论版本传承表》,如下。制成此表的关键,得益于太炎先生"梁本""隋本"之论(见下所引)。

《伤寒论》版本传承一览表

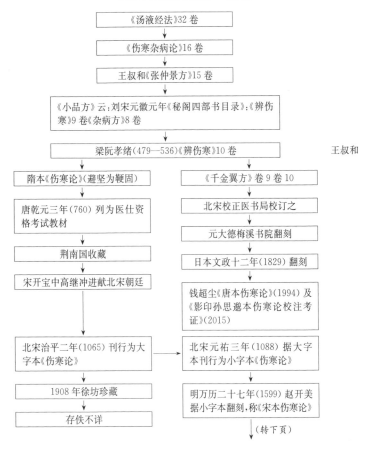

(转下页)

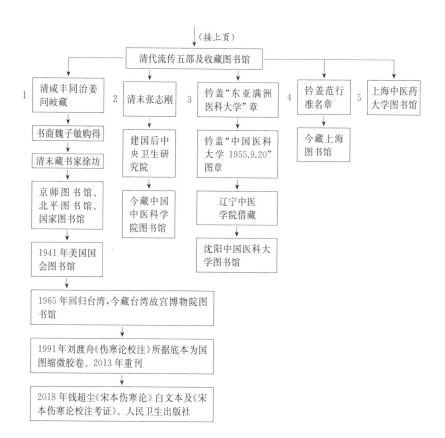

（接上页）

清代流传五部及收藏图书馆

1　清咸丰同治姜问岐藏
↓
书商魏子敏购得
↓
清末藏书家徐坊
↓
京师图书馆、北平图书馆、国家图书馆
↓
1941 年美国国会图书馆
↓
1965 年回归台湾，今藏台湾故宫博物院图书馆
↓
1991 年刘渡舟《伤寒论校注》所据底本为国图缩微胶卷。2013 年重刊
↓
2018 年钱超尘《宋本伤寒论》白文本及《宋本伤寒论校注考证》。人民卫生出版社

2　清末张志刚
↓
建国后中央卫生研究院
↓
今藏中国中医科学院图书馆

3　钤盖"东亚满洲医科大学"章
↓
钤盖"中国医科大学 1955.9.20"图章
↓
辽宁中医学院借藏
↓
沈阳中国医科大学图书馆

4　钤盖范行准名章
↓
今藏上海图书馆

5　上海中医药大学图书馆

　　太炎先生对《伤寒论》的训诂极为关注。医家阅读的《伤寒论》文本，主要是成无己《注解伤寒论》。山东聊摄成无己以一生之力注释北宋本《伤寒论》，名曰《注解伤寒论》，成为所有中医学家必读书。他注释《伤寒论》卷二第 13 条"太阳病，项背强几几，反汗出恶风者，桂枝加葛根汤主之"时说："几几者，伸颈之貌也，动则伸颈摇身而行。""几几"一词又见第 31 条，无注。成氏只有"几几"的词义训诂，而没有说明它的读音。

关于"几几"的释义,成氏的解释不正确。成氏云:"几几者,伸颈之貌也",喻小鸟伸颈之貌。"动则伸颈摇身而行",指患者痉挛状,但是桂枝汤证患者不如是。太炎先生在《论痉》一文中对成无己注作了批评:

太阳病本有项背强几几状。按《诗》亦写"几几"。《毛传》:"几几,绚貌。"《士冠礼》注:"绚之言拘,以为行戒,状如刀衣鼻屦在头。"然则几几者,以绚交叉屦头,故足趾受拘而屦不落。项背强几几,正状其牵绊也。成氏以鸟飞几几之字当之,误矣!项背强几几,本无痉状。余见中风伤寒及小小感冒之类,项强者多矣,其人率自疑为脑脊髓膜炎。余曰:脉不直上下,小便黄,不白如膏,必非脑脊髓炎也。以桂枝、麻黄、葛根三汤随证治之即愈。当知痉病项中似拔似折,而项强几几者不过与背相牵,微甚之分,至易辨也①。

这就把"几几"的词义讲清楚了:"几几"表示"项"与"背"相牵引而不灵活的状态,不是"动则伸颈摇身而行"的痉挛状。

将"几几"读为"殊殊",出于金代成无己《伤寒明理论》及《注解伤寒论》卷二末《释音》。《伤寒明理论》云:"几(shu)音殊。几(shu),引颈之貌。几(shu),短羽鸟也。短羽之鸟,不能飞腾,动则先伸引其头耳。项背强者,动亦如之。非若几(ji)案之几(ji)而偃屈也。"《释音》云:"几几,音殊,短羽鸟飞几几也。"成无己对"强几几"的误音误释,一直影响到今天,国内所有中医院校研读《伤寒论》的师生都沿袭成无己之误释而误读为 shushu,与他们未读太炎先生关于"强几几(jin-jin)"的文章有关。

---

①　《章太炎全集》第八册《论痉》,上海人民出版社 1994 年版,272 页。

　　按，张仲景《伤寒论》及《金匮要略》以"几几(jīnjīn)"表示牵绊僵硬不灵活状态是假借字，"几几(jīnjīn)"的本义是"谨身有所承"，谦恭地弯腰而承接一件物品，与"项背强几几"之牵绊僵硬没有联系。需寻求其本字。《伤寒论》与《金匮要略》之"几几(jīnjīn)"用的不是其本字，而是用的与"几几(jīnjīn)"古音相近的"掔(qiān)"字的词义。《说文》手部："掔，固也。读若《诗》赤舄掔掔(qiānqiān)。苦闲切。"《说文解字》"乛"下引《诗》作"赤舄几几"，"掔"下引《诗》作"赤舄掔掔"，表明"几几"与"掔掔"是假借字与本字关系。"几"与"掔"古音相近（"几"古音脂韵见纽，"掔"古音真韵溪纽。见纽与溪纽皆属牙音为双声，脂韵与真韵对转，二字主要元音接近）。既为双声，主要元音又非常相近，故可借"几几"以代"掔掔"。"掔"的本义是"固"，表示牵绊、僵硬、不灵活。太炎先生云："项背强几几，正状其牵绊也。成氏以鸟飞几几之字当之，误矣！"

　　"几几"误读为"殊殊"，至今凡八百余年，太炎先生从"几""掔"形音义上讲明"几几"的确切含义，对《伤寒论》的贡献是非常巨大的。

　　太炎先生研读《伤寒论》很重视词义训诂。他在《致钱玄同论医书》中说："医师多不明训诂文字，柯、徐之说，亦往往有可笑者，所谓瑾瑜匿瑕，无足深责。"[1]《伤寒论辑义按序》说："东土训诂独详。"[2]当太炎先生接到章次公寄给他日本汤本求真《皇汉医学》后，十分高兴，写给章次公一信，说："见惠汤本氏《皇汉医学》，观其议论痛切，治疗审正，而能参以远西之说，所谓融会中西，更造新医者唯此，亦足以当

---

① 　《章太炎全集》第八册《致钱玄同论医书》，上海人民出版社 1994 年版，141 页。
② 　《章太炎全集》第八册《伤寒论辑义按序》，上海人民出版社 1994 年版，364 页。

之柯、尤胜矣。今日欲循长沙之法，此公亦一大宗师也。有志者不妨径往求学，程以四年，所费不过四五千元，而利泽可以无既。东方明星独灼，然在人头上，此机恐不可放过。"①此语十分深刻。

清代乾嘉之学东传后，日本学者称不明文字音韵训诂者不足立于学林，解读医学经典亦必须重视文字的读音和释义，日本江户时期的学者解说医经常引用《说文》及段注，引用顾炎武、王念孙、王引之等作为释义的依据。太炎先生称许日本学者医经训诂独长，非为过誉之论。十八岁这一年《自定年谱》说：

> 初读唐人《九经义疏》。时闻说经门径于伯兄篯，乃求顾氏《音学五书》、王氏《经义述闻》、郝氏《尔雅义疏》读之，即有悟。自是一意治经，文必法古。眩厥未愈，而读书精勤，晨夕无间。逾年，又得《学海堂经解》，以两岁细览卒业②。

他在《自述治学》一文里也说了同样的意思：

> 知不明训诂，不能治《史》《汉》，乃取《说文解字》段氏注读之，适《尔雅》郝氏《义疏》初刻成，求得之。二书既遍，已十八岁。读《十三经注疏》，暗记尚不觉苦。毕，读《经义述闻》，始知运用《尔雅》《说文》以说经，时时改文立训，自觉非当，复读学海堂、南菁学院两《经解》皆遍。

太炎先生研读《伤寒论》有他自己特定方法，下面的几段文字，可以大体反映他治《伤寒》之学的基本方法。

博览历代医学要籍，明其成败利钝得失，探研立方时代背景，从

---

① 　《章太炎全集》第八册《致章次公信》，上海人民出版社 1994 年版，482 页。
② 　《章太炎年谱长编》上册，中华书局 1979 年版，9 页。

中汲取经验智慧。1935 年秋,即太炎逝世前一年,应苏州国医学校之邀,给该校学生作中医报告,简要回顾从仲景至清末重要医籍、医术概况,汲取前人经验智慧,见《苏州国医学校演讲词》。他说:

> 余于医学,荒疏已久。今唯将记忆所及者,与诸生略述一二。吾人阅《金匮要略》,殊嫌其简,不足以应付万病。《千金》《外台》二书,虽能补《金匮》之不足,而其弊在列方冗杂,且多未经实验者。至宋代有《苏沈良方》及《本事方》,都是经验之方,惜其法偏执,不易应用耳。降及金元,有四大家之学说,更属各偏一端矣。其有见于热病流行,温药无效,投以寒凉,多得痊愈,遂偏主以寒凉治病者,刘河间是也。其有见于民罹饥寒,脾胃多病,投以温补,多获救治,遂偏主以温补治病者,李东垣是也。实则寒凉温补,岂可一概而施? 其有见于燕冀关外之人,体格壮实,堪任峻剂,蒙人常服多量大黄而无妨害,遂主以攻下治病者,张子和是也。故子和之攻,东垣之补,河间之凉,皆属偏也。唯朱丹溪立方平稳,无关痛痒,后世宗之,遂成时方之用。有明一代,良医极少,大抵均拾四大家之唾余。其能网罗诸家之学说,而自成一家者,唯薛立斋而已。其后,喻嘉言崛起于江西,所著《寓意草》,持论严正,尚堪师法。唯渠好为苛论,若尽遵彼之《医门法律》,则医亦不可为矣。清代医学,鲜有特出。如张路玉、王孟英等,其医名虽盛,亦仅偏执一端耳。盖路玉偏于温补,孟英偏于清凉,皆有流弊也。唯柯韵伯注解《伤寒》,为世推重,然按之实际,柯氏之说亦有可商者。如伤寒传足不传手之说,在仲景书中,实未明言手经足经之分别①。

---

① 《章太炎全集》第八册《苏州国医学校演讲词》,上海人民出版社 1994 年版,406 页。

这些见解,皆得自刻苦读书,深入思考,纵观古今,审视鉴别,断以己意,得其秘要。非按目读书,系统思考者,不能为此执要之论。

明其大体,不可死于句下。《苏州国医学校演讲词》说:"余谓研究《伤寒论》,先须明其大意,不必逐条强解,死于句下也。"什么是"死于句下"? 他解释道:"如少阴病,脉微细,但欲寐,明系心脏衰弱之病,实与肾脏无关,何必拘拘于心肾少阴之说耶?"①又说:"要之,读《伤寒论》之法,贵乎明其大体。若陈修园之随句敷衍,强为解释,甚至误认为伤寒自太阳病起,至厥阴病止,只是一种病之传变。如是死于句下,何能运用仲景之法以治变化无穷之病乎?"

熟读《伤寒》,穷思博考,愈病为职,不在辩啸。《伤寒论辑义按序》说:

> 吾愿世之治《伤寒论》者,不蕲(按,"蕲"义为"求")于为博士,而蕲于为铃医。大义既憭,次当谙诵《论》文,反复不厌,久之旁皇周浃,渐于胸次,每遇一病,不烦穷思而用之自合。治效苟著,虽樵采于山泽,卖药于市间,其道自尊。然则渔父可以傲上圣,漉盐之氓可以抗大儒矣,岂在中西辩论之间哉②?

这是一段含义深刻的论述,至今仍有巨大启发意义。不求为博士,愿求为铃医,意在鼓励医家多方实践,广求良方。又须精熟伤寒大论,穷思精用,终能学用相合。

上世纪二十年代中西医论争不已,时有安徽歙县王一仁作《中国医药问题》"欲兴黄农之道",求太炎为序。太炎先生发表如下深刻

---

① 《章太炎全集》第八册《苏州国医学校演讲词》,上海人民出版社 1994 年版,407 页。

② 《章太炎全集》第八册《伤寒论辑义按序》,上海人民出版社 1994 年版,364 页。

见解：

> 余以为今之中医，务求自立，不在断断持论与西医抗辩也。何谓自立？凡病有西医不能治而此能治者，自中工以上虽少，必有一二案，聚诸家之案言，则知术亦不劣矣。偶中之，犹不可以自信也，如是者数遇，则始可以自信矣。

> 又说："假令学子惰于习业，以毕业证书为行术之券，则医术之媮，或甚于前，是适为西医驱除也，是在中医界之自勉耳。"①

1929 年为《自强医报》题辞又云："道不远人，以病者之身为宗师；名不苟得，以疗者之口为据。"②

四、章太炎弟子孙世扬的医学成就

太炎先生门下有不少有成就的名医：如恽铁樵，见《章太炎全集·医论集》之《与恽铁樵书》及《伤寒论辑义序》；如徐衡之，见《医论集》之《论医笔记》；如章次公，见《医论集》之《上宗人太炎先生论王朴庄所说"古方两数说"按》；如余云岫，见《医论集》之《与余云岫论脾脏书》《致余云岫信》；如陆渊雷，见《医论集》之《伤寒今释序》；如陈存仁，见《中国药学大辞典序》；等等。他们得到的是太炎先生的学术思想和学术精神。

太炎先生弟子中有一位与太炎过从甚密、与太炎先生一起研究整理《伤寒论》的青年弟子，鲜为大家所知，名孙世扬。孙世扬（1892—1947）字鹰若，浙江宁海人，初肄业于北京大学，拜黄侃先生

---

① 《章太炎全集》第八册《中国医药问题序》，上海人民出版社 1994 年版，348 页。
② 《章太炎全集》第八册《自强医报题辞》，上海人民出版社 1994 年版，368 页。

为师。后南归,受业于太炎先生。太炎先生主编《制言》时,孙世扬任编印校录等日常工作。孙世扬好学而多病,又拜中医学家恽铁樵为师。曾任教于中央大学、安徽大学。张舜徽《清人文集别录》下册《太炎文录初编》说:"其再传弟子孙世扬。"太炎文集中几次提到孙世扬。《章太炎全集·医论集》之《论霍乱证治》云:"海宁孙世扬曰:霍乱有里寒外热者,断无头痛、发热、身疼与吐利齐作之事,即使有之,则是时行感冒而致吐利,本与霍乱异病,仲景不应混之。"①又云:"顷与弟子孙世扬详较霍乱篇文义,乃知发热头痛身疼,皆在利止以后。"②

太炎先生逝世,各界敬呈挽联。孙世扬挽联云:

雅志在春秋　九域腥膻公绝笔

大名垂宇宙　十年覆帱我何从

孙世扬追随太炎先生大约有十年光景。据现存材料,他在医学方面的成就主要有三。

第一,记录《菿汉大师论生命》。

这是太炎先生一篇讲话稿,孙世扬记录。在题目下注明:"小门人孙世扬录"。所谓"小门人"者,谓太炎先生是太老师也。孙世扬记录太老师讲话不止此篇,而医学讲话则此一见,见《制言》半月刊第二十八期,刊首说明:"整理先师遗著,由金毓黻、殷孟伦、潘重规、黄焯、童第德、孙世扬、钟歆龙、沐勋、朱羲胄、徐复分别工作,推定金毓黻总持其事。"半月刊有如下启事:

① 《章太炎全集》第八册《论霍乱证治》,上海人民出版社1994年版,259页。
② 《章太炎全集》第八册《与恽铁樵书》,上海人民出版社1994年版,329页。

征求　　太炎先生著述佚目启事

　　同人等前编次《太炎先生著书目录初稿》，自知仓促，挂漏滋多，顷正从事搜集佚目，更编续稿。惟闻见未浃，尚望　　环海学人及同门诸君，凡见有　　先生著述未经刊入初稿者，务请录目惠示，俾得补刊，无任盼祷！

潘承弼　　沈延国
朱学浩　徐　复　仝　启

　　从说明及启事可知，《菿汉大师论生命》是孙世扬记录后收藏，看来是一位细心人。

　　第二，评陈邦贤《中国医学史》。

　　陈邦贤（1889—1976），字冶愚，自号红杏老人。江苏镇江人。师从丁福保（1873—1950）学医。著有《中国医学史》，1919 年初版，收入《中国文化史丛书》，1937 年商务印书馆再版。序云："作者曾于民国八年著有《中国医学史》，颇引起中外人士注意。如美国杜威博士、朝鲜连山医学研究所、满洲医科大学、日本富士川游、市井瓒、内藤虎、廖温存诸博士，均颇重视此籍。国内外各大图书馆均藏有此书。"孙世扬对比初刻、再刻而评之，对再版删落"中国医事年表（旧本第十一章列出此表，颇便于检阅）、历代太医院职官表"颇感遗憾。主要评论八事：（1）再版医史分期不若初刻合理。初刻分历代医学为十期：太古、周秦、两汉、两晋至隋、唐、宋、金元、明、清、民国，谓"颇合于旧医源流，今本则以两汉至金元统称中古医学，以明清合为近世医学，中古复分为四期，合宋金元而居其一，颇嫌非类"。（2）北宋理学不可谓绝对阻滞医学之进步。（3）金元四大家之分与时代特征饮食习惯有密切关系，"为知人论世之言，不可易也"。（4）初刻论清代医家分为七派，各加考语，"如于喻嘉言之率臆改编古籍者，谓之'崇正黜邪'；于柯韵伯之释《伤寒论》而变乱六经次序者，谓之'去伪存诚'；于叶天士之创立温热治法者，谓之'援古证今'，皆不切当。诸般考语，皆当削去"。(5)黄坤载悬解古籍，轻诋前贤，可谓小人而无忌惮者，不足列于医林。(6)考证古代医籍，详本草、素问、难经、不列《灵枢》《太素》，是为失考。原文云："本书考证古代医籍，详于《本草》《素问》《难经》，而不及《灵枢》，疑为王冰假托(此杭大宗说)。按《灵枢》之名，虽始于王氏，然其书即张仲景、王叔和所称曰《九卷》者。皇甫谧又谓之《针经》，不当疑为晚出之书。宋元祐八年诏颁高丽所献《黄帝针经》于天下，南宋史崧作音释。然则《灵枢》即使是伪书，亦当列入中古书目。又隋杨上善撰《太素》三十卷，旧唐志已著录，今有渐西村舍刻本，而本书亦未列其目。"(7)不辨《伤寒论》《辨伤寒》为一书二名者，不辨《金匮要略》《金匮玉函经》为两书竟混而一之。(8)日本医书之输入归功于丁福保一人，虽出师生之谊，实有阿好之嫌。"至于佛学丛书、文学丛书、进德丛书以及《说文诂林》更不与医学相关，亦复牵连悉数，繁而不杀，斯无谓矣！"

按指瑕是也。

孙世扬评文结语有两点当注意之：(1)"综观此书，考据间有不确，详略亦有失当，然其大体完具，证引广博，在今日医林，固是宏著。"(2)中西医对比失当。孙氏曰："唯陈君丁仲祜之徒，宜其习于西医，故尚论古人，往往援西法以相比附，然旧医之能事，在审病形以知病能，西医之能事，在究形法而定病所，二家理论之殊途，治疗之异致，大抵皆由于此。今以西法为绳墨，而论旧术，则所见为精粗美恶者，或几乎相反矣！"按，中西医学理论大异，以西医理论为衡量中医标准,则所见皆非。"旧医之能事,在审病形以知病能,西医之能事,在究形法而定病所"之观点,得自太老师太炎先生。

第三,撰《伤寒论字诂》《金匮要略字诂》。

《伤寒论》语言向称奥雅。"奥",不仅指深奥,且指某些字词古今意义不同;"雅",不仅指文雅,而且指简洁。不明《伤寒论》语言特点,难免隔靴搔痒,似懂非懂。

古今学者早已注意及此。成无己固以阐述医理独步古今,然亦关注字词训诂。日本医家森立之《伤寒论考注》、山田正珍《伤寒论集成》、伊藤子德《伤寒论文字考》、山田业广《伤寒论释词》及《伤寒论私考》诸书皆以释诂为重点。中国《伤寒论》训诂之作罕见,医家以为此乃末节,不屑为也。20世纪章太炎再传弟子孙世扬撰《伤寒论字诂》《金匮要略字诂》两文,载于1937年《制言》杂志第37、38期,今已罕见。《章太炎全集》第八册《与恽铁樵书》云:"顷与弟子孙世扬详较霍乱篇文义,乃知发热头痛身疼,皆在利止以后。"孙世扬是黄侃弟子,章太炎再传弟子。张舜徽《清人文集别录》下册《章太炎文录》云:"其再传弟子孙世扬。"孙世扬,文人而学医者,治学重点是从事古典医籍的文字音韵训诂研究,与当时医家联系颇多。章次公通过孙世扬介绍拜太炎先生为师学习《伤寒论》。《章太炎全集》第八集《上宗人太炎先生论王朴庄所说"古方两数书"按》。1936年11月《苏州国医杂志》章次公《章太炎先生之医学》一文说:"因海宁孙世扬先生之介,执贽门下。"

章太炎与再传弟子孙世扬所据《伤寒论》底本为恽铁樵改造的日本安政本《伤寒论》,当时《伤寒论》白文本仅有日本安政本《伤寒论》,该书有日文返点符号,恽铁樵将返点符号抹掉,照相出版,冒称赵开美本《伤寒论》,章太炎写文称颂之,1924年2月刊于《华国月刊》第一卷第六期,题名《伤寒论单论本题辞》,后被多家报刊转载,今收于《章太炎全集(八)》。日本安政本所据底本为赵开美翻刻本之坊刻盗版本,有讹字,安政本照摹误字,又增加新的误字,而且出现几处墨钉,删掉赵开美序,以多纪元坚序代之,删掉《伤寒论后序》。日本安政本虽非赵开美本原刻,但在赵开美本刊行之前,它是中日两国中医师学习《伤寒论》的唯一白文本著作,具有重要价值。1991年北京中医药大学刘渡舟教授校注的《伤寒论》,以赵开美修刻本——改正初刻本误字——为底本而校注之,国人第一次见到赵开美本真面。笔者《宋本伤寒论文献史论》《影印日本安政本伤寒论考证》(2015年北京学苑出版社)对安政本有详考。

孙世扬承学章黄,深得乾嘉及章黄义法,两篇字诂,不仅对理解《伤寒论》《金匮要略》疑难字词颇有启发,其释诂方法亦足以启迪后学。孙世扬这两篇"字诂"得到太炎先生指导,文中多处有"章公云",是其证。《伤寒论·平脉》"翕奄沈名曰滑"条、《厥阴篇》之"恐为除中"条,显示训诂之正法与重要,解释《平脉》之古韵及《金匮》妇人篇"妇人之病因虚"一节之古韵,颇具开创启示意义。指出《伤寒论》《金匮要略》有押古韵之段落,孙世扬之"字诂"是第一次。文化开启之意义,大于具体解释之意义。这里将《伤寒论字诂》《金匮字诂》全文照录,以保存难得之文献焉。1936年《制言》杂志第27期载《菿汉大师语录》,孙世扬记录,反映孙世扬与太炎先生的关系密切。"菿汉大师"指章太炎。

章太炎自己说,他最得意的成就是中医学。他精于《伤寒论》,不但撰有大量研究《伤寒论》的论文,而且还能用《伤寒论》治病,据说效果很好。至今还有他的处方存世。他研究《伤寒论》有独到的方法，说："吾愿世之治《伤寒论》者，不蕲于为博士，而蕲于为铃医。大义既了，次当谙诵《论》文，反复不厌，久之旁皇周浃，渐于胸次，每遇一病，不烦穷思而用之自合。治效苟著，虽采樵于山泽，卖药于市间，其道自尊。然则渔父可以傲上圣，漉盐之氓可以抗大儒矣，岂在中西辩论之间哉？"这段文字，见《〈伤寒论辑义〉序》，原载于恽铁樵《伤寒论辑义按》，撰于 1928 年，距今快八十年了，仍然具有生动鲜活的生命力，给人以极大启发。仁人之言，其利溥矣。

　　孙世扬的两篇字诂，是八十年前的文章，今天读来，仍然感到有鲜活巨大的生命力，这与其中浸润着太炎先生的学术智慧密不可分。

　　两篇字诂曾全文录入《蓝泉谭丛》第二辑。中华中医药学会为振兴中医事业，为全国医古文研究会六位教授成立六个学术传承班，钱超尘主持的学术传承班面授国学和中医文献，办《蓝泉谭丛》内部刊物，已出版 2 辑，每辑印刷 50 本，考虑到两篇字诂具有解疑释难的实用意义，于是全文收录于第二辑《蓝泉谭丛》。

《伤寒论》字诂

孙世扬

　　1.《辨脉篇》：灑淅恶寒。

　　"灑"通作"洒"。双声言之，则《素问·调经论》云："洒淅起于毫毛"，重言之，则《金匮要略》云："洒洒然毛耸。"本论云："淅淅恶风"，单言之，则《风论》云："腠理开则洒然寒"皆是。

　　2. 又，脉瞥瞥如羹上肥。

　　"瞥"当作"潎"。《文选·秋兴赋》注云："潎潎，游貌。"叠韵言之曰"潎洌"。《琴赋》注云："水波浪貌。"

3. 又，厥厥动摇。

《说文》:"厥，发石也。"《脉经》云:"掌上相击，坚如弹石。"(超尘按:厥厥，弹石动貌。弹石，园石也。)

4. 又，四肢漐习。本论:漐漐汗出　漐然汗出

《说文》:"漐，和也。"微汗漐然，故为病解。漐习叠韵言之，漐漐重言之，一也。《说文》作渗渒，霅也。云:"渒，雨下也。"《广雅》作霅，"霅，雨也。汗出如雨如霅"，故为病证。成注漐习为震动，若搐搦手足时时引缩，此泥于肝绝而为之说，不知厥阴之绝，未有不见少阴四逆亡阳证者。

5. 噫　餲　哕　呕　吐　唾

《说文》:"唾，口液也。""吐，写也。"此皆以出口言。故本论"吐脓血"与"唾脓血"互称，亦犹"清脓血"与"便脓血"互称耳。"呕"以胸喉言，故呕吐并举。又云"干呕吐涎沫"。"噫，饱出息也。"故云"干噫食臭"。"哕，气牾也"，故云"胃中虚冷"，攻其热，必哕。后世方书谓之呃逆。餲即噎，"饭窒也"。噎可致呃逆，大笑亦可致呃逆。此皆不为病证。其因于寒或因于食积或因于燥者，哕而不休，乃为病证。叔和以脉辨餲与哕，盖未谛。俗医以呃逆为噫气，而用旋覆代赭汤治之，大误。

6. 《辨脉篇》口烂食䶩

食，读若《春秋经》日有食之。本字作蚀。

7. 又，客气内入，嚏而出之。

按，《素问·阴阳类论》云，"先至为主，后至为客"，故本论以外感所传变者为邪气。如云腠理开，邪气因入。又云胃中有邪气是也。以误发汗吐下而血气反应者为客气。如云胃中空虚，客气动膈是也。此云"客气内入，嚏而出之"者，正当本论所称邪气。《金匮要略》云:

"客气邪风,中人多死",则与此同意。

8. 又,声嗢咽塞。

《说文》"嗢,咽也。"段注云:"咽,当作噎。骰,咽中不利也。与嗢音义同。"

9. 又,脐筑湫痛。

按,《霍乱篇》云:"脐上筑者,肾气动也。"此即《太阳篇》"脐下悸,欲作奔豚"之类。《说文》:"筑,捣也。"《诗·小雅·弁》:怒焉如捣。《传》云:"捣,心疾也。"颜师古云:"捣,筑也。心疾曰捣,脐痛曰筑。"其为状同尔。"湫痛者",《左传》云,"壅闭湫底,血气壅闭",湫底则痛,凡痛皆然。

10. 舌上胎。

"胎",当作"𦞚"。《说文》:"𦞚,水衣也。"字亦作苔。

11.《平脉篇》韵

乘躬　中通容洪同　常长亡昂纲明　源关铨弦分旋环焉千坚烦缘端然奸看神人。

12. 又,翕奄沈名曰滑

《说文》:"翕,起也。""沈,没也。"《方言》:"奄,遽也。"此言脉遽起遽没,往来流利,是之谓滑。

13. 又,肌肉紧薄鲜鞕

《广雅》:"薄,附也。"

14. 又,肌肉甲错。

"甲错"即《易·象》甲坼也。《金匮要略》则云:"肌若鱼鳞。"

15.《伤寒例》翕习之荣。

《论语》"翕如也",皇疏:"习也。"《文选·鹪鹩赋》注:"翕习,盛貌。"

16.《太阳篇》啬啬恶寒、淅淅恶风、翕翕发热

《大戴记·少间注》云:"啬,收也。"《白虎通》云:"瑟者,啬也。"今谚称"冷瑟瑟"。"淅淅"犹洒洒也。"翕",《方言》云:"炽也,炙也。"字亦作"熻",双声言之,则《甘泉赋》作"翕赫"《琴赋》作"翕桅"。

17.《太阳篇》项背强几几

成注:"几几音殊殊,伸颈之貌。"余杭章公云:"当读若诗狼跋赤舄几几。"按《说文》引《诗》作"赤舄掔掔"。段注云:"掔之言紧也。"

18. 又,面色缘缘正赤

按,"缘缘"叠韵言之,则《庄子·渔父》作"延缘",双声言之,则《广韵》作"黂缘"。"正"读若《论语》"正唯弟子不能学",字亦作"政"。此言面色黂缘,边际都赤。章公云:"巾车夏篆"故书"篆"为"缘",郑司农云:"夏,赤也。""缘,缘色",盖汉时有"缘色"之语。

19. 懊憹

《广韵》作懊恼。"恼"从"匘","憹"从农,"农"与"匘"同从"囟",盖"囟"亦可读若"匘",故农以为声,而"憹"又读乃老切。

20.《太阳篇》:大便已,头卓然而痛。

《论语》"如有所立卓尔然","卓"有"立"义,故今谚称"几卓"。"大便已,头卓然而痛者",起则头痛,卧则不必痛也。章公云:"卓,高也。"谓痛在颠顶。

21. 柴胡加芒硝汤,半夏二十铢

杭县冯仲彬云:"小柴胡汤用半夏半升,而此汤以小柴胡三分之一加芒硝二两,其中半夏用二十铢,可证半夏半升为六十铢,一升为五两。"《千金方》云:"半夏一升,洗毕秤五两为正。"

22.《太阳篇》心下温温欲吐

《少阴篇》心中温温欲吐,复不能吐《千金翼》引《少阴篇》文作愠愠。"温温""愠愠"皆《易·系》絪缊也。《说文》引《易》作"壹壹",释之曰不得泄也。欲欲不吐是为壹壹。章公云:温与嗢、歑二字音并通。笑曰嗢噱,在口为噱,在喉为嗢。歑者,咽中息不利也。

23. 客热

此与客气词例同。伤寒发热,由于胜复者,但谓之热,先至为主也。其在误治之后者,谓之客热。后至为客也。

24.《阳明篇》奄然发狂

"奄然"读若《说文》引《公羊传》觊然公子阳生,《吴都赋》作奄欻,《长笛赋》作奄忽,皆双声言之。

25. 又,面合色赤

按,下文"口不仁而垢",林亿校正云:"又作枯。一作向经。"盖古本"垢"省作"后",后人不解,以意改之,此条亦本作"面后"而形近误作"面合",如"謑诟"《墨子·节葬》作"奚吾",此以"謑"省作"奚","诟"省作"后",乃以形近误作"吾",可为旁证。

26. 又,实则谵语,虚则郑声,郑声者,重语也。

"谵",《素问》作"谵",即"詹"之后出字。《论语》两言"郑声"。邢疏、皇疏并引《乐记》为说。然《乐记》于郑、宋、卫、齐四国之音皆讥,而孔子单称郑声,宜其有别。当据此以重语解之。

27. 又,"转失气",成注"转气下失",章公云:"失气由于肠痛,见《风俗通》。又宋人有《失气赋》,并可证作转矢气者误。"

28. 又,胃中必有燥屎五六枚。有燥屎在胃中。

"屎"《说文》作"菡",《左传》《史记》借"矢"为之。恽先生曰:"燥屎当结于肠间,而本论云在胃中者,以伤寒系在足经故也。其为病由胃及肠,故但言胃,不言肠也。"

29.《少阴篇》下利清谷 下利清水

"清"亦作"圊",本作"瀞"。

30.《厥阴篇》"今反能食者,恐为除中"

按,《尔雅·释草》"简萹,箓中"郭注:"言其中空。""箓""除"声同,竹中空曰"箓中",腹中空曰除中。

31. 又,食以索饼

按,束皙《饼赋》谓之"汤饼",范汪《祀制》谓之"水饮饼"(并见《初学记》引)。合之扯面、切面是也。

金匮要略字诂

孙世扬

《金匮要略字诂》,章太炎再传弟子孙世扬撰,始载于 1937 年《制言》杂志第 37 期、第 38 期。此文对阅读《今匮要略》颇有裨益,今已难得,全文引录。

1. 脏腑篇 导引吐纳针灸膏摩

按,"导引"即《扁鹊传》之挢引案杭(音玩)。《索引》以为按摩是也。"膏摩"即《扁鹊传》之毒熨,如今炀药之比。《医宗金鉴》以"膏摩"为按摩,误也。本书有摩散,《千金方》有摩膏,皆属膏摩。

2. 又,腠者,是三焦通会元真之处,为血气所注;理者,是皮肤脏腑之文理也。

元者,气之始。元真即《素问》所谓真气。真气者,经气也。武进恽先生云:肌肉各有薄膜裹之,其凑合也,薄膜相切,必有罅隙,荣气于是乎流行。以罅隙言,谓之溪谷;以荣行言,谓之经气。皮肤脏腑之相傅著,亦各有罅隙,亦为荣气之道路。通言之曰三焦,局言之,曰募原。关节之相入,亦有罅隙,亦为荣气之道路,则谓之四肢八溪。文理犹分理也。

3. 又,厥阳独行

厥,《说文》作癞,屰气也。《伤寒论》云:阴阳气不相顺接,便为厥。是故六经有厥阴。此又云厥阳,其实一也。

4. 又,檠饪之邪

"檠"为"穀"字传写之误。《五脏篇》"檠气",《千金》引作"穀气"。《腹满篇》《黄疸篇》及《伤寒论》皆云"穀气"。

5. 又,风中于前,寒中于暮。

按,"前"当作"俞"。"暮"当作"募"。皆传写之误。"募"谓募原之间,"俞"谓五脏背俞也。中俞者,所谓伤卫也。中募者,所谓伤荣也。

6.《痓湿篇》　刚痓　柔痓　(原注一作痉)

成注《伤寒论》痓当作痉,传写之误。恽先生云:刚痉柔痉以神经张弛为辨。

7. 又,其脉如蛇(原注一云其其脉洽洽)

《脉经》作"其脉洽洽如蛇"。案,洽读若涵泳之涵。《五脏篇》云:曲如蛇行。

8. 又,丹田有热,胸上有寒

按,此湿温证淋巴吸收不健则渴不能饮,是之谓胸上有寒,血脉不足于水,则口燥烦,是之谓丹田有热。丹田者,动脉静脉交会之枢也。丹波元简云:寒热字当互易,大误。

9.《百合篇》　声喝(原注一作嗄)

《论衡·气寿》云:"嘶喝湿下。""嘶"《说文》作癞,斯声。又作謷,悲声。嘎,所嫁切。即嘶之声转。今江浙读如沙。

10.《虐病篇》 牡虐

《外台秘要》引作牝虐。

11.《中风篇》 汗出入水中,如水伤心

按,《水气篇》云:汗出入水中浴,水从汗孔入。可知此"如"字乃"浴"字之误。

12. 又,四属断绝

林亿注《平脉法》云:"四属者,谓皮肉脂髓。"此承上文荣、卫、三焦而言,若解作四肢,则于病理不合。

13.《肺痿篇》 口中辟辟燥

辟辟,口中燥相著也。《庄子·田子方》:"口辟焉而不能言。"

14.《胸痹篇》 胁下逆抢心

《伤寒论》云:"气上撞心。""抢"与"撞"音义并近。

15.《腹满篇》 白津出

《千金》《外台》并作"自汗出"。按《淮南·修务训》亦云"白汗"。白汗即《素问》之魄汗。"魄"读若旁魄。

16. 五脏篇 身运而重

"运"读若"眩晕"之"晕"。如"月晕"亦作"月运"是。

17. 又,浮之大坚,按之如覆杯,洁洁状如摇

按,此当从林亿校《脉经》作"浮之大缓,按之中如覆杯,絷絷状如炙肉。""洁"本作"絜"(千金引作絜),与"絷"形近而误。"摇"与"炙肉"亦形近而误。"如覆杯"谓动脉之形。"絷絷状如炙肉",谓脉来之势。

18.《痰饮篇》 沥沥有声

《巢氏病源》引作漉漉。按,漉沥声义并通。

19. 又，支饮

支犹拒也。支满、支结、支痛皆同义。

20. 又，目泣自出

吴县汪旭初先生云，泣古泪字。

21. 水气篇　水不沾流

沾读若沾洽。《素问·经脉别论》云："水精四布，五经并行"，是沾流之义。

22. 又，气击不去

按，下文当攻击冲气令止，可知此处"击"字不误。"气击"者，谓气为下药所击也。徐本改作"繫"，魏本改作"气急"，并非是。

23 又，气分血分

"分"读若名分之分。《尹文子》曰："名宜属彼，分宜属我。"

24. 又，四肢聂聂动者

《说文》"枫，厚叶弱枝，善摇，一名欘欘"。聂聂即欘欘之省。

25. 黄疸篇　靖言了

《脉经》《千金》并作"靖言了了"。《外台》"靖"作"静"。案"靖言"即《公羊传》之诤言也。此明其无热不谵语。金蓥改作蠹言，大误。

26. 妇人篇　妇人之病因虚节韵

年　坚　涎(涎字当在唾字下)　分　疝　连　元　鳞　身　匀
寒　烦　癫　嗔　神　寒　端　弦　安　源　然

超尘按，此论《金匮要略》古韵也。《伤寒论》《金匮要略》押韵句段很少，《金匮要略》尤少。谨将此段押韵之文全引如下，在韵脚处标以古韵部，外加括号，并据韵考证此段之写作时代。

妇人之病，因虚、积冷、结气，为诸经水断绝，至有历年（元），血寒积结胞门（文），寒伤经络，凝坚在上，呕吐涎唾，久成肺痈。形体损分（文），在中盘结，绕脐寒疝（元）。或两胁疼痛，与脏相连（元）；或结热中，痛在关元（元）。脉数无疮，肌若鱼鳞（真），时着男子，非止女身（真）。在下未多，经候不匀（真）。冷阴掣痛，少腹恶寒（元）。或引腰脊，下根气街，气冲急痛，膝胫疼烦（元），奄忽眩冒，状如厥癫（真），或有忧惨，悲伤多嗔（真），此皆带下，非有鬼神（真），久则羸瘦，脉虚多寒（元）。三十六病，千变万端（元），审脉阴阳，虚实紧弦（真），行其针药，治危得安（元），其虽同病，脉各异源（元）。子当辨记，勿谓不然（元）。

这是一段典型的真、文、元三个古韵部合韵的文章。段玉裁在《六书音韵表》里反复地明确地说，真、文、元合韵是汉代文章的特点。因此可以确证这段文章是汉代的文章。

27. 形体损分

《素问·五常政大论》"分溃痈肿"注："分，裂也。"此论肺痈，故云。

28. 又，在下未多

"未"当作"沫"，莫割切。谓白物也。凡经水不利，必下白物。

29. 杂疗篇　紫石寒食散方

按，《千金翼》引此方有人参一两。沈存中云，乳石之忌参术，触者多死。至于五石散，则皆用参术，此古人处方之妙。然今见服钟乳而犯苍术、白术者，必头眩。

第四，整理黄侃先生遗著。

以上是孙世扬跟随太炎先生学习中医所做出的成绩。孙世扬跟

随黄侃先生学习，以得古音学为多。《制言》半月刊第八期首页有孙
世扬所写《征求黄季刚先生遗文》：

> 黄季刚先生平生诗文　及论学书札多不留副稿。凡先生友
> 好及门诸君，藏有此等文字者，请各移写一通寄交本会孙世扬汇
> 收，以便编印。如将原稿寄来，经本会移录或摄影后，即当奉还
> 不误。

> 章氏国学讲习会谨启

孙世扬整理黄季刚先生遗著凡两篇：《广韵声势及对转表》《谈添
盍帖分四部说》，这是孙世扬保存的先师遗稿，非得自征文。孙世扬
在《谈添盍帖分四部说》文末有一段重要附言：

> 右表及说，皆黄先生民国七年所作。先生论古韵分二十八
> 部，至是加分谈盍为三十部。其后《国学厄林》《华国月刊》并载
> 先生所撰《音略》，其中古韵仍分二十八部，不知《音略》之作在何
> 时也。世扬得此稿十余年，既不能引申师说有所发明，亦不知先
> 生晚年定论云何。近者哲人萎丧，中国之不绝如线，独抱遗篇，
> 深虞淹没，辄以付《制言》刊之。又近闻同门述先生论音新义，以
> 为《切韵》反语上一字当分五十一类，即陈兰甫所分四十类加分
> 明、微为二，其影、晓、见、溪、疑、来、精、清、从、心各分为二也。
> 其论古声类，则以于归匣，以喻、群并归疑，以邪归从，此皆《音
> 略》所未著，谨附识之，以见先生音学之大概云。民国二十四年
> 弟子孙世扬谨识。

按，孙世扬整理之两文及附言，于研究黄侃先生古音之学颇有启
迪。学者习知黄先生古韵二十八部之说，鲜闻三十部之论，此两篇论
文是为研究黄侃先生古音学所当关注者。

五、章次公评章太炎先生之医学

章次公(1903—1959),字成之,号之庵。江苏镇江人。上海中医专门学校毕业,苏州国医研究院教师,师事经方大家曹颖甫(1866—1937),经孙世扬引见,拜太炎先生为师。新中国成立后,任卫生部中医顾问兼北京医院中医科主任,第三届全国政协委员,中国亚洲团结委员会委员。主张"发皇古义,融汇新知"。著有《中国医学史》《诊余抄》《杂病医案》《药物学》等。1936 年 6 月 14 日太炎先生逝世,苏州国医学院迅速编辑《章校长太炎先生医学遗著特辑》,卷末启示云:"本校此次编辑《章太炎先生医学遗著》,承沈仲圭、冯超人、谢诵穆、祝怀萱诸先生热心赞助并与指导,编者感激异常,敬表谢意! 惟尚有章次公先生序一篇,因来稿较迟,未及排入,只得留待下期发表。谨请章先生与读者诸君原谅是幸。"这就是《特辑》只刊陆渊雷序、唐慎坊序、王慎轩序而无章次公序的原因。《特辑》刊章次公讲话稿一篇,名《章太炎先生之医学》,对太炎先生医学成就、医学底蕴、中医造诣、中西医疗效审辨、对《内经》及仲景书之高见诸端有扼要分析评述,是一篇评述章太炎医学成就的重要论文。这篇文章今已难得一见,谨全文引录如下:

章太炎先生之医学
章次公先生讲

成之方冠,学于上海中医专门学校,读余杭先生所述《伤寒论略说》,韪之,以为由此而出,国医其庶几可以发皇矣。顷之,因海宁孙世扬之介,执贽门下。言医药之学,启发恳至,采获实多,而诏示成之者三事:贯习群方,用资验证,一也。上不取《灵枢》《内》《难》，下不采薛叶诸家，以长沙为宗师，二也。兼综远西之说，以资攻错，三也。自后讲习国医诸校，疏通滞义，不违家法，要令旧术之繁乱者，返诸正则，辨虚妄，审向背怀疑之论，分析百端，有所摘发，不避上圣。阔疏者，苟欲玄虚以自文，诋成之为左道；皮相者，微识新理以傅丽，訾成之为狂耀，丛举世之诟，故于中医专校中医学院，小子鸣鼓而攻，不以为悔，益自砥砺，行我素志。武进徐衡之(1903—1968)亦以启新复古为志，创上海国学院，成之助其成，乃敦请先生为院长，发凡起例，皆经先生所手订。规模始立，医药之书，亦渐推明。医林髦士，翕然从风，遂为全国斗杓。追惟创导，所以摩盪人心者，则民族革命之导师余杭先生，亦即国医革新之导师。成之事先生也，所闻医药者多，故论医药之学，所谓不贤者识其小也。

太炎先生，讳炳麟，字枚叔，浙江余杭人。慕昆山顾炎武之为人，更名绛，字太炎，学者称太炎先生。少恃异族，未尝应举，故得泛滥典文，谨守朴学。所疏通证明者，在文字器数之间。遭祸系狱，始专读《瑜伽师地论》及《因明论》，以为理极不可改，而应机说法于今又适，自揣平生学术，始则转俗成真，终乃回真向俗，观其汇通，时有新意。虽兼综故籍，得之精思者多。精要之言，而皆持之有故，言之成理。不好与儒先立异，亦不欲为苟同。若《齐物论释文》《尚书拾遗》诸书，所谓一字千金矣。尝谓学术无大小，所贵在成条贯，制割大理，不过二途。一曰求是，再曰致用。下验动物植物，上至求证真如，皆求是耳。人心好真，制器在理，此则求是致用，更互相为矣。

先生于医，是以不求遍物，立其大者立其小者，语必征实，说必尽理。所疏通证明者,而皆补前人所未举。若五脏配五行,旧有两说。古文家谓脾木、肺火、心土、肝金、肾水,今文家则曰肝木、心火、脾土、肺金、肾水,各自为说,不足以核实。今医家者流,导源今文,不知其说不足据,而谬执傅会,以为神理所在,沿至数千载而不悟。徐灵胎、喻嘉言心知其非,不能发其覆。先生始斥之曰:"五行之说,昔人或以为符号,久之妄言生克,遂若人之五脏,无不相孳乳,亦无不相贼害者。晚世庸医,藉为口诀,则实验可以尽废,此必当改革者也。"前人不知三焦有实体,王叔和谓三焦有名无形,金一龙又称三焦有前后之别,王清任则云三焦有有形与无形之分,陈无择、袁淳甫、虞天民之流,似知三焦为实体,亦皆随意所使,以为当然耳。独先生据远西新理以证三焦,则曰:《内经》所言"上焦如雾,中焦如沤,下焦如渎",是象其形。又曰:三焦者,决渎之官,水道出焉,是指其用。《难经》则谓三焦有名无形,试问三焦究有物否?大概即西医之所谓淋巴腺者是。故《素问》称之曰孤府,因其各处皆有。又谓"半表半里"者何?盖半表者,则《金匮》所谓"腠理者,是三焦通会元真之处","半里"者,谓其内在胸腹之中也。今解剖学中言淋巴干,左曰胸管,由下而上;右曰淋巴管,由上而下,大约所谓胸管,即是上中二焦。其淋巴管之在下者,即是下焦。且经言下焦别迴肠,则系淋巴管在下者无疑。总之,三焦是腺,似属可靠,故《内经》谓为决渎之官。

有清一代,医之所致力者,厥为伤寒温热之辨,而先生不为然,曰:湿瘟名见《难经》,为五种伤寒之一,但言其脉阳濡而弱,阴小而急,犹未志其证状。《脉经》卷七云:伤寒湿瘟,其人常伤于湿,因而中暍,湿瘟相抟,则发湿瘟。病苦两胫逆冷,满腹叉胸,头目痛苦,妄言,治在足太阴,不可发汗,汗出必不能言,耳聋不知所在,身青面色变,名曰重暍。如此者,医杀之也。然则暍病有湿,名曰湿瘟,犹温病有风,则曰风温,状亦猛烈,非泛泛似阴阳两歧者。今之所谓湿瘟者,果两胫逆冷耶? 果头目痛苦耶? 病发十日以内,果已妄言耶? 徒以其病在夏秋,身又有汗,遂强傅以湿瘟之名。夫病之治疗,古今或容有异,若以病状定病名,此不能违古而妄更者。夏秋间有此寒热往来,胸膈满闷证状,初不由太阳转入少阳,则正太阳伤寒也。凡胸胁满者,病必不能离于少阳。以三焦为津液之源,邪气袭入,则津液失宣,是以胸胁苦满,其由太阳转入少阳者固然,其列在太阳病中者,实亦太阳与少阳并病尔。大抵《伤寒·太阳篇》中,寒热往来,胸胁苦满者,宜用小柴胡汤。失此不治,则见太阳本府蓄血之候。自时师误认此为湿瘟,伤寒小柴胡汤之名遂以淹没,非徒识病施治不能得要领,而所谓太阳伤寒者,亦徒有对待少阴之假名,鲜见太阳真病矣。

霍乱无有不吐利,而吐利不必皆霍乱。长夏暴注泏泏乎不可止者,其剽疾亦与霍乱相似。医者狃于所见,遂一切以霍乱命之。先生辨之曰:严用和云,吐利之证,伤寒伏暑皆有之,非独霍乱,医者当审而治之。夫常病之吐利者,自肠胃涌泄而出,是以利必有溏粪,吐必有余食。霍乱之吐利者,自血液抽汲而出,是以溲如米汁,而溏粪余食鲜见,且肠胃亦不与相格拒,无腹痛状。心合于脉,脉为血府,故血被抽汲则脉脱,脉脱而心绝矣。夫以血液循环,内摄水汋,其凝聚之力甚固,何为不能相保,使如悬霤奔瀑以去哉？此土则以为寒邪直中少阴，西人则以为血中有霍乱菌。二说虽殊，要之邪併血分，心阳挠败，力不能抗则无异。

近时日人谓肠窒扶斯之肠出血，为维他命 C 之缺乏，机械性刺激是副因，而非主因，故有下血而解者，若至肠穿孔则不免也。而先生已能明之，曰："远西谓肠窒扶斯，小肠黏膜、寄生微菌，渐至生疮，故肠部多雷鸣疼痛。病经二七日，则热渐张弛，脉亦微细，谵语昏瞆，有下血而愈者，亦有肠中出血穿孔以至死者，故于下药畏之如虎。如彼所言，虽于湿瘟之义稍异，而于太阳病之名转为真切。其云小肠生疮者，即《大论》（按，'大论'即《伤寒论》，孙思邈称《伤寒论》为《伤寒大论》）抵挡汤症以太阳随经郁热在里故也。太阳随经则小肠也，阳明蓄血则迴肠也。抵挡汤为下血最重之剂，仲景未尝避不之用。西人治此，昔亦主下，久之谓毒在血脉，下之无效。此但知有大黄，而未知有抵挡汤也。故更谓二七、三七之间，脓已化成，或自下血，若下之则血不止，肠中穿孔，故反以止血为治，而取石灰为用。石灰本为疗疮止血之剂，崔氏治之十年血利，亦取石灰一味服之，彼以治肠窒扶斯，犹此义也。血则止矣，热毒在里，无可如何，乃云听其自愈。然则肠澼邪重者，悉将以涩药止之，而听其自愈也。按，二七、三七之间，脓已成，则不可下。仲景太阳病用抵挡汤者，本在初七、二七之间（阳明病用抵挡汤者，七八日下后，又六七日始用之，此本无发狂之候，盖化脓迟耳），脓未成也。"先生此论，足使西医骇怪却走，要非浮夸无据者，他日果验之于病确卓不拔者，亦治肠窒扶斯一大发明也。

世多以先生善言理,治病未必效。然先生尝述,有肺痿西医称不治者,仆以钟乳补肺汤为丸疗之,有里水西医放水至三次不愈者,以越婢加术汤疗之,皆痊愈,岂规规而求之以察,索之以辨者欤? 时有廖平(1851—1932),亦以经师治方术,略法今文,读王冰《素问》八篇,以此为孔门诗易诗说,举凡《鄘》《卫》《王》《秦》《陈》五十篇、《邶》《郑》《齐》《唐》《魏》《邠》七十二篇、大小《雅》、大小《颂》及《易》之上下经十首、六首诸义,皆能贯通联合,是不通其条贯,使方术为图书符命,视先生远矣。著《猝病新论》四卷,精要之言,则在考证。若《论三焦即淋巴腺》《张仲景事状考》《古今权量考》《湿瘟论治》诸篇,可悬之国门。宋元以来,依违于彼是之间,局促于一曲之内,盖未尝有也。

章次公是苏州国医学院教师,时聆太炎先生中医学术之讲解。此篇所讲,有的见于太炎先生所撰之文,如三焦即淋巴腺、五行配五脏之说不可从等,有些则为亲耳所闻和亲身感受。章次公拜太炎为师,受到某些人士讥讽。章次公是当时名医,竟到没有医疗经验只会口说的章太炎门下当弟子,你图的是什么? 当时诟言丛集。"诋成之为左道"、"訾成之为诳耀"、"丛举世之诟",集于一身,成之不为所动,"不以为悔,益自砥砺,行我素志",遵循太炎先生之家法,宣扬太炎先生之理论,章成之是太炎医学之嫡传。太炎先生对章成之大尽导师之责,见《致章次公信》:

次公吾宗足下:

见惠汤本氏《皇汉医学》,观其议论痛切,治疗审正,而能参以远西之说,所谓融汇中西,更造新医者,唯此,亦足以当之柯、尤胜矣。

今日欲循长沙之法,此公亦一大宗师也。有志者不妨径往求学,程以四年,所费不过四五千元,而利泽可以无既。东方明星独灼,然在人头上,此机恐不可放过。

尔至其所录,治效奇中固多,然由东方专以仲景为法,而《千金》《外台》诸方置之不谈,有时病证为仲景所未通者,则不得不用复方。约方如囊,古有明训。仲景诸方,固有可复者,亦有断不可复者,如葛根、术附,合为一方,则奇觚不中于绳矣。又有《千金》正方俯拾皆是者,乃不旨以《千金》为用,而必取仲景方复合之。如所录某氏治角弓反张证,以大承气汤与乌头汤合用,治虽有效,而约方尚非合法。承气之用,主在硝黄;乌头汤之用,主在乌头、麻黄、黄芪,然《千金》现有三黄汤,即麻黄、细辛、独活、黄芪、黄芩五味,心热者可加大黄,内有久寒者可加附子。释此不用,而必迂回取经,亦见其隘也。

大抵自王叔和以至孙思邈、王焘诸公,所论病理不必皆合,而方剂则皆取于积验,非独孙王也。即宋时《和剂》《圣济》,以及许叔微、陈无择之书,其同謇处方,亦多有可取者。但令不失仲景型模,亦无屏之不录之理。金元以后,乃当别论耳。此则吾人所当推论者也。

汤本书尚有中卷,钉成后,望即交下为荷。书肃。即。问起居不具。

宗人炳麟顿首。六月十七日。

此信反映出太炎先生对唐代孙思邈、王焘方书予以同样重视,不独仲景书也。太炎先生对方剂化裁、复方制作,药味加减,独有创见,是研究太炎先生医学思想颇当留意者。

第四章　章太炎先生论王叔和及《脉经》

　　王叔和史书无传。王叔和简况见皇甫谧《甲乙经序》、《太平御览》卷七二〇、宋本《伤寒论》"医家列传"、李濂《医史》、章太炎《王叔和考》、余嘉锡《四库提要辨证》卷一二及《扁鹊仓公王叔和志》(《山东省志·诸子名家系列丛书》编纂委员会,山东人民出版社 2005 年版)等。

　　太炎先生《王叔和考》全文如下:

　　　　张仲景名机,见林亿所引《名医录》。而王叔和之名,则世所不知。余案《御览·七百二十》引高湛《养生论》曰:"王叔和,高平人也,博好经方,洞识摄生之道。尝谓人曰:食不欲杂,杂则或有所犯。当时或无灾患,积久为人作疾。寻常饮食,每令得所,多餐令人彭亨短气,或至暴疾。夏至秋分,少食肥腻、饼臛之属,此物与酒食瓜果相妨。当时不必即病,入秋节变,阳消阴息,寒气总至,多至暴卒,良由涉夏,取冷太过,饮食不节故也。《千金方·二十六食治篇》录《河东卫泛记》云:高平王熙,称食不欲杂,

杂则或有所犯。有所犯者，或有所伤，或当时虽无灾苦，积久为
人作患。又食啖鲑肴，务令简少。鱼肉果实，取益人者而食之。
凡常饮食，每令节俭。若贪味多餐，临盘大饱，食讫觉腹中彭亨
短气，或至暴疾，仍为霍乱。又夏至以后，讫至秋分，必须慎肥
腻、饼臛、酥油之属，此物与酒浆、瓜果理极相妨。夫在身所以多
疾者，皆由春夏取冷大过，饮食不节故也。"此与高湛所引王叔和
说，文义大同，辞有详略，则知高平王熙即高平王叔和也。叔和
名熙，乃赖此一见耳。其卫汛者，《御览·七百二十》引张仲景方
序曰："卫汛好医术，少师仲景，有才识，撰《四逆》三部、《厥经》及
《妇人胎脏经》《小儿颅囟方》三卷，皆行于世。"汛得引叔和语，则
叔和与汛同时。《甲乙经》序云："近代太医令王叔和，撰次仲景，
选论甚精，指事施用。"叔和与士安同时，晋初已老，疑其得亲见
仲景也①。

**余嘉锡考证王叔和名熙字叔和始见日本丹波康赖《医心方》。余
嘉锡云：**

《医心方》卷二九《合检禁篇》引"高平王熙叔和曰：食不欲
杂，杂则或有所犯者，当时或无灾患，积久令人生疾"，与《御览》
引《养生论》及《千金方》所引同。既明出王熙叔和名、字，则叔和
之为王熙，不待言矣。又云："《御览》引为高湛《养生论》"，《医心
方》引为《养生要集》。又按，隋志有《养生要集》十卷，张湛撰。
湛即注《列子》者，姓名见《晋书·范宁传》。然则《御览》与《医心

---

① 《章太炎全集·医论集·〈莂汉微言〉论医二则（二）》，上海人民出版社1994年
版，146页。

方》所引,正是一书,《御览》误张湛为高湛耳。隋志有《王叔和论病》六卷,卫汛、张湛所引,盖出于此书①。

丹波元胤《医籍考》亦言及此:"按,丹州公《医心方》引《养生要集》有'高平王熙叔和曰'语。据此,叔和名熙以字行者也。先友山本莱园(允)亦尝谓之。"②

王叔和名熙字叔和,诸家所考皆同。

王叔和里籍有山东高平说、山西高平说,当以山东高平说为正。《中医大辞典·医史文献分册》云:"王叔和(3 世纪),西晋时期医家。名熙。高平(今山西高平。一说山东济宁)人。"③此后中医人名辞典多沿用山西高平说。按,称叔和为山西高平人误。《汉书·地理志上》、《隋书·地理志中》长平郡条皆云高平县汉代称泫氏县,汉置。又据北宋《太平寰宇记》卷四四泽州条、《嘉庆一统志》卷一四五泽州府条,称泫氏县汉置,北魏改称元氏县,北魏永安(528—530)中析置高平,北齐(550—577)正式改名曰高平县。则山西"高平"之称始于北魏,以"县"称之定格于北齐末。叔和生活之时代,山西高平县尚未成立。

王叔和里籍为山东高平。《后汉书·东平宪王传》章怀注:"高平故城在邹县西南,汉为侯国。"《水经注》卷二五"泗水"条云:

泗水南过高平山。山东西十里,南北五里,高四里,与众山相连。其山最高,顶上方平,故谓之高平山,县亦取名焉。泗水

---

① 余嘉锡:《四库提要辨证》卷十二,中华书局 1980 年版,646 页。
② 丹波元胤:《医籍考》卷十七,学苑出版社 2007 年版,114 页。
③ 《中医大辞典》编辑委员会编:《中医大辞典·医史文献分册》,中华书局 1981 年版,15 页。

又南经高平县故城西。汉宣帝地节三年封丞相魏相为侯国。高帝七年,封将军陈铠为橐侯。《地理志》,山阳之属县也。王莽改曰高平。应劭曰:章帝改。按本志曰:王莽改名,章帝因之矣①。

高平以山高且平而名,西汉为侯国,王莽始立高平县,后世因之。其地在今山东邹县西南。是王叔和里籍为山东高平县也。

王叔和除《脉经》外,又编撰《张仲景方》十五卷,内有《伤寒论》《杂病论》。编次《伤寒论》着力尤多。两晋及南朝称《伤寒论》为《辨伤寒》。叔和对仲景书有存亡继绝大功,其书不亡,赖叔和也。

王叔和为三国魏太医令,卒于西晋。整理编次《伤寒论》凡三次。

第一次整理编次者收录于《脉经》卷七"诸可"与"不可"。

《伤寒例》云:"今搜采仲景旧论,录其证候、诊脉、声色对病真方有神验者,拟防世急也。""旧论"除《伤寒论》外,尚包括"杂病"在内,观《脉经》卷八、卷九主要为"杂病"可知。《脉经序》:"王阮傅戴,吴葛吕张,所传异同,咸悉载录。""张"指张仲景,谓将仲景《伤寒论》《杂病论》收录于《脉经》卷七、卷八、卷九。《脉经》"诸可"与"不可"基本保留仲景《伤寒论》原始结构。

第二次整理编次为三阴三阳模式。

此次整理编次系将《脉经》中"诸可"与"不可"按三阴三阳顺序排列,排次原则如王肯堂《伤寒证治准绳·凡例》所考:

> 王叔和编次张仲景《伤寒论》立三阳三阴篇,其立三阳篇之例,凡仲景曰太阳病者入太阳篇,曰阳明病者入阳明篇,曰少阳病者入少阳篇。其立三阴篇亦依三阳之例,各如太阴、少阴、厥

---

① 郦道元:《水经注》卷廿五,华夏出版社 2006 年版,495 页。

阴之名入其篇也。其或仲景不称三阳三阴之名,但曰伤寒某病用某方主之而难分其篇者,则病属阳证发热结胸痞气畜血衄血之类,皆混入太阳篇。病属阴证厥逆下利呕吐之类,皆混入厥阴篇也。唯燥屎及屎鞕不大便大便难等证,虽不称名,独入阳明篇者,由此证类属阳明胃,实非太阳厥阴可入,故独入阳明也。(上海科学技术出版社 1959 年版,第 2 页)

两汉均以"可"与"不可"辨证施治,见《汉书·苏武传》《三国志·华佗传》,无以三阴三阳辨证施治者,故需重新编次也。

"三阴三阳"之称始见王叔和。宋本《伤寒论》卷七《辨不可下病脉证并治第十五》王叔和云:

> 夫以为疾病至急,仓卒寻按,要者难得,故重集诸可与不可方治,比之三阴三阳篇中,此易见也。又时有不止是三阳三阴,出在诸可与不可中也。

"诸可"与"不可"指《脉经》卷七之"可"与"不可"也。

故知《伤寒论》中之三阴三阳为叔和之整理编次。

第三次整理成果见宋本《伤寒论》卷七《辨不可发汗病脉证并治第十五》至卷十之《辨发汗吐下后病脉证并治第二十二》,凡八节。

此次整理编次系将《伤寒论》三阴三阳篇中条文重新按"可"与"不可"排列,同时将《伤寒论》三阳三阴篇中所无而见于《脉经》"可"与"不可"之条文补充进《伤寒论》的"可"与"不可"中,形成今天卷七第十五节至卷十第二十二节的模样。笔者《宋本伤寒论文献史论》(学苑出版社 2015 年版)一书将宋本"可"与"不可"收自《脉经》诸条逐一注明,确证宋本第十五节至第二十二节为王叔和第三次整理编次者。所以进行第三次整理编次,因为时人对三阴三阳辨证施治不理解难以运用,故"重集"之,即重新编集。

林亿云:"《金匮玉函经》与《伤寒论》同体而别名,欲人互相检阅而为表里,以防后世之亡佚,其济人之心,不已深乎? 细考前后,乃王叔和撰次之书。"按,《金匮玉函经》之《证治总例》为六朝医师编次。《章太炎全集·金匮玉函经校录》云:"其言地水火风,和合成人,一气不调,百一病生,四神动作,四百四病,同时具起,此乃释典之说。王叔和生魏晋间,佛法未盛,不容言此,以此知为江南诸师所述。"是《证治总例》成于南朝医师,其余当如林亿所言"乃王叔和撰次之书"。

宋本《伤寒论》条文不全,《金匮玉函经》接近仲景《伤寒论》古貌,可据以补足宋本《伤寒论》缺文。

自明方有执(1522—?)首倡王叔和窜乱《伤寒论》经文以后,唱和者相继而起,喻昌、张璐、吴仪洛、程应旄、周扬俊、黄元御、章楠各有著述以讦诋之,逐渐形成错简重订学派。吴仪洛言:"自叔和而后,《伤寒论》一书沉沦于羊肠鸟道中者几千余年,有明方有执出,著《伤寒论条辨》,澄几研理,卓识超于前人。"错简派的观点影响到日本。1856 年(日本安政三年)丹波元坚弟子堀川济以日本枫山秘府所藏赵开美《伤寒论》(坊刻本,非原刻)为底本翻刻之名曰《翻刻宋版伤寒论》,丹波元坚撰序,云:

　　顷日,从子兆焘于枫山秘府始览清常原刊本,狂喜之至,恭请借贷,亟取校之。其文字端正,可以订宽文本者不一而足,真为治平之旧面,此其所谓书之最近古者非耶? 余弟子堀川济勤学好古,每患此经世无善本,仍影摹刊印,以播于世。于是宋校之旧,复发韬光,而人人得求古以从之,则所谓生乎千载之下,而欲知千载之上者,舍此其何以哉? 抑夫王安道以《辨》《平》二脉及汗吐下等篇为叔和所补，尔来各家吠声附和，肆逞私见，窜易章句，以为复古，皇国诸人，亦蹈其辙，不知此类悬料臆揣，逾改逾误，遂使微言大义，日就榛莽，而古本之淹晦，亦职事之由，岂可不重痛叹耶①？

太炎先生《伤寒论单论本题辞》云："明赵开美以宋本摹刻，与成无己注本并行，至清而逸，入日本枫山秘府，安政三年，丹波元坚又重摹之，由是复行于中土。"

知太炎先生所研读者为日本安政三年本。太炎先生以考据目光，对所谓叔和窜易章句变乱经文种种言论加以甄别，写多篇文章批评错简重订派。

太炎先生面对如此严重学术纷争，严谨考证，谓叔和未乱经文。《论〈伤寒论〉原本及注家优劣》说：

> 《伤寒论》自王叔和编次，逮及两宋，未有异言。叔和之失，独在以《内经》一日一经之说强相附会，遂失仲景大义。按《论》云："病有发热恶寒者，发于阳也；无热恶寒者，发于阴也。发于阳，七日愈；发于阴，六日愈。"此为全书起例。阳即太阳，阴即少阴。七日愈，六日愈，则未传经甚明。病有发于阴者，则阴病不必自阳而传又甚明②。

又云：

> 夫仲景据积验，故六部各自为病。叔和拘旧义，故六经次第相传。彼之失也，则在过尊轩岐，而不暇与仲景辨其同异。后人

---

① 丹波元坚：《翻刻宋本伤寒论序》，日本旭阳社1991年版，3页。
② 《章太炎全集·医论集》，上海人民出版社1994年版，291页。

诋讥叔和,核正序例六日传遍之义,斯可已;若谓叔和改窜仲景真本,以徇己意,何故于此绝相抵牾之处而不加改窜耶? 辩论虽繁,持之不得其故矣①。

1923 年太炎先生在杭州中医学校讲演,指出:"昔人谓少阴病必由太阳传入者,则由叔和序例日传一经之说误之。按日传一经,义出《内经》,而仲景并无是言。"②在《答张破浪论误下救下书》中又指出,叔和之失在于将《内经》的一日传一经的观点纳入《伤寒论》中,叔和之误,唯在此处。其文如下:

> 破浪足下:来书疑仆过信叔和。叔和于太阳篇痉、湿、暍外,未尝改易仲景旧次。拙著《杂病新论》中(按,1957 年人民卫生出版社排印出版,更名《章太炎医论》,该书收太炎论文三十八篇),已有证明,可参究之。夫叔和之误,在其序例强引《内经》一日传一经之说,与本《论》义不相涉,而不在其编次论文。方、喻以来诸师,疏发大义,卓然可观,其攻击序例,不遗余力,仆亦犹是也。若夫自我作古,变异章句,反以叔和为误编者,此犹宋儒颠倒《大学》,以旧本为错乱也。是乃晚世恶习,亦何足尚焉③。

成无己《注解伤寒论》将林亿校语尽删之,叔和按语亦时加删剟,太炎先生以日本堀川济《翻刻宋版伤寒论》为依据,将叔和按语逐条寻出,写有如下考证,确证叔和绝未改窜经文。这是一段非常重要的考证文字,语语有据,绝无犹豫,见《论伤寒论原本及注家优劣》④:

> 明赵清常所刻《伤寒论》有二:一单《论》本,为林亿等校定者;

一为《论》注本,即成无己所注者。单论本方下时有叔和按语(大字者,叔和按语也;夹注者,林亿校语也)而成注本多删之。如云:

"疑非仲景方、疑非仲景意"者,凡得四条:

(1)芍药甘草附子汤方下云:疑非仲景方(见《伤寒论》第41条);

(2)黄连汤方下云:疑非仲景方(见第173条);

(3)蜜煎方下云:疑非仲景意,已试甚良(第233条);

(4)小青龙汤方下云:芫花不治利,麻黄主喘,今此语反之,疑非仲景意(第40条)。

"亦有明源流较同异"者,凡得七条:

(1)柴胡桂枝汤方下云:本云人参汤,作如桂枝法,加半夏、柴胡、黄芩,复如柴胡法,今用人参作半剂(第146条);

(2)生姜泻心汤方下云:附子泻心汤,本云加附子。半夏泻心汤、甘草泻心汤,同体别名耳。生姜泻心汤,本云理中人参黄芩汤,去桂枝、术,加黄连,并泻肝法(第157条);

(3)大柴胡汤方下云:一方加大黄二两,若不加,恐不为大柴胡汤(第103条);

(4)麻黄杏子甘草石膏汤方下云:温服一升,本云黄耳杯(见63条);

(5)去桂加白术汤方下云:附子三枚,恐多也。虚弱家及产妇减服之(第174条);

(6)桂枝二麻黄一汤方下云:本云桂枝汤二分,麻黄汤一分,合为二升,分再服,今合为一方(第25条);

(7)桂枝二越婢一汤方下云:本方当裁为越婢汤、桂枝汤,合之饮一升,今合为一方,桂枝汤二分,越婢汤一分(见27条)。

按,上述文字是太炎先生原文,为醒目,划分段落,每方前标以序号,括号内指出相当今本《伤寒论》之条序。

这是太炎先生从原书里发掘出来的叔和按语。以前人们读《伤寒论》大多是成无己本,而成本多删叔和按语,即使读了宋本《伤寒论》堀川济翻刻宋本,对叔和这些按语多不留意,甚至不知道是叔和按语。太炎先生读书心细如发,读书得间,目光如电,罅漏毕照。

下面是章先生《论〈伤寒论〉原本及注家优劣》对上述材料的分析判断:

> 其称"本云"者,是仲景原本如此,而叔和删繁就简,或以今语通古语,此即故书、今书之别。其云"疑者",则不敢加以臆断。此等成本多删去之,唯存芍药甘草附子汤、大柴胡汤、麻黄杏子甘草石膏汤、桂枝二越婢一汤方下四事尔。假令叔和改窜仲景真本,疑者当直削其方。有大黄无大黄者,当以己意裁定,焉用彷徨却顾为也? 叔和于真本有所改易者,唯是方名,如上所举生姜泻心汤等;有所改编者,唯痓湿暍一篇。其文曰:"伤寒所致太阳痓湿暍三种,宜应别论,以为与伤寒相似,故此见之。"此则痓湿暍等本在太阳篇中,叔和乃别次于太阳篇外。然则方名改易者,犹郑注《周礼》有故书、今书;篇第改编者,犹《艺文志》承袭《七略》,有所出入,一皆著之明文,不于冥冥中私自更置也。可不可诸篇,叔和自言"重集",亦不于冥冥中私自增益也。详此诸证,即知叔和搜集仲景遗文,施以编次,其矜慎也如此,犹可以改窜诬之耶①?

---

① 《章太炎全集·医论集》,上海人民出版社 1994 年版,293—294 页。

六经病中有不少"本云"或"本方阙"，今搜全书，资料如下：

《伤寒论》卷二《辨太阳病脉证并治上第五》第 21 条之"本云桂枝汤今去芍药"、卷三《辨太阳病脉证并治中第六》第 62 条之"本云桂枝汤，今加芍药生姜人参"、第 63 条之"本云黄耳杯"之"本云"犹"底本云"，底本指《伤寒论》。第 89 条"方本阙"之"本"，谓《伤寒论》。104 条之"半夏二十铢本云五枚洗"、"本云柴胡汤再服"之"本云"皆指《伤寒论》所云，亦皆王叔和按语也。第 107 条、112 条、117 条、146 条、154 条、157 条、158 条、162 条"本云"意义同上。《辨不可发汗病脉证并治第十五》小注："一法，方本阙。"按，方本阙之，"本"指《伤寒论》，谓《伤寒论》原阙此方。凡此皆叔和校语，皆显白言之，"不于冥冥中私自增益也"。

太炎先生《论〈伤寒论〉原本及注家优劣》撰于 1924 年，时年 55 岁，原载《猝病新论》，1938 年由章氏国学讲习会刊行。1957 年人民卫生出版社出版，更名为《章太炎医论》。他在《自述学术次第》（《制言》半月刊第 25 期）中说：

> 余生亡清之末，少甚异族，未尝应举，故得泛览典文，左右采获。中年以后，著篹渐成，虽兼综故籍，得诸精思者多，精要之言，不过四十万言，而皆持之有故，言之成理，不好与儒先立异，亦不欲为苟同。

1913—1916 年太炎先生被袁世凯囚禁于北京共和党党部、龙泉寺、钱粮胡同等处，艰苦备尝，致夫人汤国梨信云：

> 迩来万念俱灰，而学问转有进步，盖非得力于看书，乃得力于思想耳。平生所好又在医学，君亦尝涉猎及此，愿同注意。家中颇有医书二三十部，皆宋明精本，数年搜求，远及日本，而后得

之,望为我保持也①。

太炎先生精思卓见,皆来自积学深思。太炎先生与推想叔和应当如何不应当如何之"遥想当年"派截然异趋,不可同日语也。

---

① 汤国梨:《章太炎先生家书》,上海古籍出版社 1985 年版,45 页。

第五章 章太炎先生论《金匮玉函经》版本

　　《金匮玉函经》撰次者,主要有两种意见:王叔和撰次说;南朝医师撰次说。"次"谓编排次序。

　　王叔和撰次说见北宋林亿《校正金匮玉函经疏》:"《金匮玉函经》与《伤寒论》同体而别名,欲人互相检阅以防后世之亡逸,其济人之心不已深乎? 细考前后,乃王叔和撰次之书。"

　　后世多沿用林亿说。《宋史艺文志》:"《金匮函经》八卷,王叔和集。"明焦竑(1540—1620)《国史经籍志》卷四下:"金匮玉函经八卷,张仲景。"明钱谦益(1582—1664)《绛云楼书目》卷三医书类:"《玉函经》八卷,汉张仲景撰,仲景名机。"明陈第(1541—1617)《世善堂藏书目》卷下:"《金匮玉函经》八卷,汉张仲景作。"明毛晋《汲古阁毛氏藏书目录》:"金匮玉函经八卷,汉张仲景。"清初陈世杰《重刻张仲景金匮玉函经序》:"金匮玉函经八卷,汉张仲景论著,晋王叔和所撰次也。"朝鲜《东医宝鉴》历代医方类载"《金匮玉函经》后汉张机所著"。

　　南朝医师撰次说。见章太炎 1924 年《金匮玉函经校录》及 1932

年《覆刻何本金匮玉函经题辞》。两文皆收于《章太炎全集》之《医论集》。

《金匮玉函经校录》(节录)

其书果出叔和撰次与否，今无以断。按其条目文句，与《伤寒论》时有异，叔和一人，不应自为舛错，疑江南范汪以下诸师别得旧本，而采叔和校语及可、不可诸篇以附之也。是经与《伤寒论》异者：一、无仲景序；二、无王叔和序例；三、有《辨脉》无《平脉》；四、第一卷有《证治总例》；五、第七卷有《方药炮制》；六、《痉湿暍》篇编在《辨脉》前；七、《厥利呕哕》篇与《厥阴》篇为二；八、可不可诸篇，自汗吐下外，增可温、不可火、可火、不可灸、可灸、不可刺、可刺、不可水、可水、热病阴阳交并(此诸篇亦出叔和《脉经》)。《证治总例》与《千金方·治病略例》《诊候》诸篇相类，篇中引张仲景则非仲景自述甚明，亦恐尚在王叔和后。盖其言"地水风火，和合成人，一气不调，百一生病，四神动作，四百四病，同时俱起"，此乃释典之说。王叔和生魏晋间，佛法未盛，不容言此，以此知为江南诸师所述，《千金方》又敷畅之耳。

是经与《千金翼方》同者：一、"鞕"皆作"坚"，《阳明》篇"固瘕"亦作"坚瘕"；二、《太阳》篇第十三条云："太阳病三四日不吐下，见芤乃汗之"(《伤寒论》无此条)；三、《太阳》篇"寒实结胸，无热证者，与三物小白散"。《伤寒论》"寒实结胸，无热证者，与三物小陷胸汤，白散亦可服。"(《伤寒论》"寒实结胸无热证者，与三物小陷胸汤，白散亦可服。"惟林校所引一本与此同)。四、《太阳》篇"伤寒脉浮滑而表热里寒者，白通汤主之。旧云白通汤，一云白虎者，恐非。"("旧云"以下十二字，盖江南诸师校语。《伤寒论》《千金翼方》皆作白虎。然林校《伤寒论》云,《千金翼方》作白通,则宋本与此经同。)五,《阳明》篇有"微阳阳明"(《伤寒论》作"有少阳阳明")。

　　是经篇中,编次亦有与《伤寒论》小异者。《论》中《太阳》篇第一条"太阳之为病,脉浮,头项强痛而恶寒"(《千金翼方》与《论》同)此经《太阳》篇第一条"夫病有发热而恶寒者,发于阳也;不热而恶寒者,发于阴也。发于阳者七日愈,发于阴者六日愈。以阳数七,阴数六故也。"《论》中《阳明》篇第一条:"问曰:病有太阳阳明"等六十三字。此经《阳明》篇第一条:"阳明之为病,胃家实是也。"(《千金翼方》与此经同,惟"实"字作"寒")。

　　是经《痉湿暍》篇形证治疗皆具,与《金匮要略》差同,视《伤寒论》为详。唯湿状中,《论》有"湿痹之候,其人小便不利,大便反快,但当利其小便",是经缺此条。痉状中,是经有"脊强者五痉之总名,其证卒口噤背反张而瘛疭,诸药不已,可灸身柱、大椎、陶道"。《论》及《千金翼方》《金匮要略》并无此条。

　　是经《辨脉》篇第八条、第三十条、第三十五条、第四十一条、第四十四条、第四十五条,《伤寒论》并缺①。

《覆刻何本金匮玉函经题辞》(节录)
一九三二年

　　仲景游宦之迹,多在荆州,江南诸师,闻其遗法者盖众矣。亿等校定是经,谓亦叔和所集,《宋志》因之。寻叔和已集《伤寒论》,必不自为歧异。且其《证治总例》言"地水火风,合和成人,

---

① 《章太炎全集》,上海人民出版社1994年版,297页。

四气合德，四神安和，人一气不调，百一病生，四神动作。四百四病，同时俱起"，此乃本之释典，非中土方书所有。叔和当魏晋间，释典虽已入中国，士人鲜涉其书，知是经非叔和所集，而为江南诸师秘爱仲景方者所别编。六朝人多好佛，故得引是以成其例耳。

唐时独孙思邈多取是经，宋馆阁虽尝校定，传者已稀，元明以来，不绝如线。幸有何氏得宋本，写授其人刻之，下去乾隆校四库时，才六十余岁，而四库竟未列入。盖时校录诸臣，于医书最为疏略。如《伤寒论》只录成无己注本，不录治平原校，而时程永培所为购得诸书，往往弃之不采，即其比也。余前得日本覆刻陈本，惊叹不已。后十余岁，医师徐衡之，章成之又以陈氏初印本进，距其校刻时，二百十六年矣。衡之等惧其书不传，将重为镂版以行，而质于余。余观陈刻，亦间有不正者，如"駃"改为"駃"，"失气"改为"矢气"，皆由不达古字古言，以意点窜，因悉为校正。其余俗字可通者皆仍其故，并列陈、何旧序于前，以志缘起。校成，授衡之等覆刻，乃为题辞云尔。民国二十一年　章炳麟①。

《金匮玉函经》卷一《证治总例》出现水地风火"四大"佛经语，太炎据此判定《金匮玉函经》撰次者为"江南诸师秘爱仲景方者"，非成于叔和。"四大"一词在汉译佛经中始见于《般舟三昧经》，为东汉末年来华月氏国僧人支娄迦谶译出，"四大"在此经中出现二次，且未对"四大"进行详细论述。支娄迦谶晚年大约与仲景青年时代相当，叔

———————————

① 《章太炎全集》第八集，上海人民出版社 1994 年版，393 页。

和与仲景弟子卫汛同时，叔和略晚于仲景，其时佛教尚未流行，仲景叔和读佛经的可能性不大，故"四大"一词及以四大思想辨证似不能出现在仲景、叔和著作中。

佛教在魏晋南北朝时期普及开来。清赵翼（1727—1814）《廿二史札记》卷一五《诵经获报》云："佛教在六朝时，最为人所信向。其教一入中国，即能使天下靡然从风。"①随着佛经的普及，"四大"词语与理论被人们熟知，融入《金匮玉函经》，则《金匮玉函经》之《证治总例》为南朝医师所撰，为可信之论。

太炎先生善于以词语时代特征判断古书成书时代。太炎精释典，见"四大"出现在《证治总例》中，于是推及《金匮玉函经》全书亦为南朝医师撰次。

言《证治总例》成于南朝医师则可，而谓《金匮玉函经》全书成于南朝医师则不可也。

《金匮玉函经》与《孙思邈本伤寒论》出自同一祖本。《孙思邈本伤寒论》指《千金翼方》卷九卷十收录之《伤寒论》。《千金翼方》撰毕之时，孙思邈（581—682）已年逾百岁，乃绝笔之作。《千金翼方》卷二六《取孔穴法第一》："吾十有八，而志于医，今年过百岁，研综经方，推究孔穴，所疑更多。"丹波元简亦有此说，云："孙思邈晚年，获仲景原本，收《翼方》第九卷第十卷中。今《玉函经》亦是唐末人所号，即是《伤寒论》之异本。如其《总例》，则于晋及六朝经方中而凑合所撰，疑出于道家者流也。"②亦谓《证治总例》成于六朝，且称《金匮玉函经》

---

① 　赵翼：《廿二史札记》卷十五《诵经获报》，中国书店 1987 年版，202 页。
② 　冈西为人：《宋以前医籍考》第十九类《金匮玉函经考证》，人民卫生出版社 1958年版，575 页。

之名为唐末人所号,其说可参,则六朝时称该书为《辨伤寒》亦无疑义。

　　章太炎称孙思邈本为"梁本"。南朝梁阮孝绪(479—536)《七录》著录:"《辨伤寒》十卷",为孙思邈收录于《千金翼方》,故称"梁本"。《七录》据南朝齐王俭(459—489)《七志》及东晋初穆帝著作郎李充《晋元帝四部书目》(成于晋穆帝永和五年 349)成书,见阮孝绪《七录序》①。又据日本《小品方·古钞本残卷》载,陈延之引用仲景《辨伤寒》及《杂方》:"张仲景《辨伤寒》并方有九卷,而世上有不啻九卷,未测定几卷。今且以目录为正。张仲景《杂方》有八卷……右十六件皆是《秘阁四部书目录》所载录者也。"②李充《晋元帝四部书目》藏于秘阁,故称《秘阁四部书目录》,则《辨伤寒》《杂病方》于西晋末或东晋初以两种书的形式分别流行。《辨伤寒》抄本卷数不一,古抄本多类此。《玉函经》八卷本当是"世上有不啻九卷"的证明之一。《孙思邈本伤寒论》是从西晋末或东晋初至南朝宋齐梁陈流行的《辨伤寒》之传抄本。太炎先生《伤寒论单论本题辞》对孙思邈本有考:

　　　　信乎稽古之士,宜得善本而读之也。《千金翼方》所录《论》文《太阳篇》,则孙氏以己意编次,诚不如本书善。检其文字,今作"鞕"者皆作"坚"(《千金方》同),"固瘕"亦作"坚瘕",盖孙氏所据为梁本(按《唐书·隐逸·孙思邈传》:"隋文帝辅政,以国子博士召,不拜,密语人曰:复五十年有圣人出,吾且助之",是时去梁

────────────

　　①　参钱超尘:《伤寒论文献通考》第四章第六节"附七录序",学苑出版社 1993 年版,470 页。
　　②　日本北里研究所附属东洋医学综合研究所医史文献研究室编辑:《小品方残卷古钞本》,1992 年 3 月 21 日初版第一刷,4 页。

不及三十年,故得见梁时旧本。思邈又言,江南诸师秘仲景法,不传,是其得之甚难也。若隋平江南以后,则《仲景方十五卷》已在书府,何忧其秘乎?),继冲所献、亿等所校者为隋本,故一不避隋讳,一避隋讳也①。

又云:

《伤寒论》录在《千金翼方》者,《太阳篇》乃以方剂部署,其后朱肱作《活人书》又类证而列焉,今独矜其编次,何也?应之曰:近代治《伤寒论》者,若柯琴、徐大椿,据方为次,即《千金翼方》例。尤怡又据诸篇分列正治、权变、逆救诸法,亦于《活人》为近,是二者非吾所訾也。方、喻诸师,横以叔和所编为失次,自定其文,谓仲景本书故然,则诬罔亦甚矣!……存其本迹以为审,观其会通以为明,上工之事也。且以《金匮玉函》八卷之书,成无己、许叔微尚时引其文,而元明以来不可见,此《伤寒论》十卷独完好与梁《七录》无异,则天之未绝民命也,虽有拱璧以先驷马,未能珍于此也②。

太炎先生云:"惟《千金翼方》'伤寒宜忌'别出九目,本于是经"③,则《玉函经》与"梁本""隋本"皆出自同一祖本。简言之,不避"坚"字者称"梁本",避者称"隋本"。《玉函经》与"梁本"皆不避"坚",皆为流传于六朝者。祖本无他,乃《张仲景方十五卷》中之《辨伤寒》也。章太炎《伤寒论单论本题辞》云:

---

①　《章太炎全集·医论集·伤寒论单论本题辞》,上海人民出版社 1994 年版,171 页。

②　《章太炎全集·医论集·伤寒论单论本题辞》,上海人民出版社 1994 年版,172 页。

③　《章太炎全集·医论集·覆刻何本金匮玉函经题辞》,上海人民出版社 1994 年版,393 页。

《隋·经籍志》:"《张仲景方十五卷》,梁有张仲景《辨伤寒》十卷。"《唐·艺文志》:"王叔和《张仲景方十五卷》,又《伤寒论》十卷。"唐志以十五卷者题王叔和,则《伤寒论》在其中。

孙本影响巨大。始开"方证同条"大例,宋本沿用而扩大之;分证重编"太阳篇",始开后世类证、类方之例。

约而言之,《张仲景方十五卷》约于西晋末东晋初被医家分为《辨伤寒》与《杂病方》两书传抄。《辨伤寒》一书于文献可征者见陈延之《小品方序》及梁阮孝绪《七录》(见《隋书·经籍志》)。"玉函""梁本"皆出于《张仲景方十五卷》之《伤寒论》,传抄中文字小异而主体相同,故称"同体而别名",今之《玉函经》条文略多于"孙本",乃更贴近《张仲景方》古貌者。《金匮玉函经》(除《证治总例》)出于叔和撰次有史可证,非出于南朝医师也。《金匮玉函经》于考证《伤寒论》《杂病论》早期结构与版本流传具有重大意义,惜研究仲景之学者,独执宋本而罕读"梁本"(即"孙思邈本")与"玉函",且纷纷改编仲景书,皆与昧于版本传承有关。

太炎余杭[①],博学无疆,滚滚疑团,拨雾呈光,伤寒淹贯,执要说详,有条不紊,纲举目张,传承清澈,其功煌煌!

---

① 章太炎,浙江余杭人。

图书在版编目(CIP)数据

俞曲园章太炎论中医/钱超尘著. —上海:上海
人民出版社,2018
(章学研究论丛)
ISBN 978 - 7 - 208 - 15053 - 9

Ⅰ.①俞⋯　Ⅱ.①钱⋯　Ⅲ.①中医学-研究　Ⅳ.
①R2

中国版本图书馆 CIP 数据核字(2018)第 049103 号

责任编辑　李　远
封面设计　范昊如　夏　雪

章学研究论丛
俞曲园章太炎论中医
钱超尘　著

出　　版　上海人民出版社
　　　　　(200001　上海福建中路 193 号)
发　　行　上海人民出版社发行中心
印　　刷　江阴金马印刷有限公司
开　　本　890×1240　1/32
印　　张　8.75
插　　页　4
字　　数　188,000
版　　次　2018 年 10 月第 1 版
印　　次　2018 年 10 月第 1 次印刷
ISBN 978 - 7 - 208 - 15053 - 9/R·62
定　　价　58.00 元